体检报告
专业解读及指导

主　编　高学祯　王毅鹏　廖力微　金醒昉
主　审　谭　晶
副主编　沈　莉　王丽琼　王忠平　蔡俊伟
参　编　陈　思　陈　维　高伟微　耿　珊　蒋　欢　焦　洁
　　　　刘　慧　李　玲　李　婧　陆霓虹　梁咏雪　马冬艳
　　　　彭葆坤　蒲　娅　孙凯琳　唐　哲　魏云鸿　翁晓春
　　　　王　瑛　叶　薇　张　行　朱丽芹

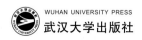

WUHAN UNIVERSITY PRESS
武汉大学出版社

图书在版编目(CIP)数据

体检报告专业解读及指导/高学祯等主编.—武汉：武汉大学出版社,2019.10(2022.8 重印)

ISBN 978-7-307-21207-7

Ⅰ.体… Ⅱ.高… Ⅲ.体格检查—基本知识 Ⅳ.R194.3

中国版本图书馆 CIP 数据核字(2019)第 219497 号

责任编辑:鲍 玲　　责任校对:李孟潇　　版式设计:马 佳

出版发行:**武汉大学出版社** （430072　武昌　珞珈山）

（电子邮箱：cbs22@whu.edu.cn　网址：www.wdp.com.cn）

印刷:武汉邮科印务有限公司

开本:720×1000　1/16　印张:12　字数:242 千字　插页:1

版次:2019 年 10 月第 1 版　　2022 年 8 月第 3 次印刷

ISBN 978-7-307-21207-7　　定价:36.00 元

前　　言

　　健康的身体是事业成功和享受快乐人生的最基本条件。健康好比"1"，事业、家庭、财富、名誉及地位等好比"0"，当健康这个"1"存在时，后面的"0"才有存在的意义。现代人越来越重视体检。各地的体检机构也如雨后春笋般蓬勃发展起来。

　　我们在多年的临床工作中，发现大多数非医学专业人士看不懂体检报告，因为里面的专业术语实在太多了，如果不加以解释，非医学专业人士很难明白其中的含义。"囊肿是不是肿瘤啊？""尿酸是尿里面的东西吗？""甲状腺结节该怎么办啊？""体检发现血脂高了要不要吃药呢？"等等。经常有人拿到体检报告后向我们咨询上述问题，他们反映说看到报告里各项数值升高、超标之类的，都会被吓得心惊肉跳，更不知道下一步该怎么办。也有人拿到体检报告后因为看不懂，又嫌找医生解释麻烦，直接把体检报告扔一边，因而失去了体检应有的意义。的确，现在去大医院排队挂号看体检报告挺不容易的，人太多排队太累。而且有的报告结果涉及很多科室，每个科室都去排一圈队下来，真是让人累得够呛。而体检中心人力物力有限，很难对每个体检者取报告时都能做到一对一的专业医生接待，进行专业化的解释。

　　怎样才能让体检者拿到报告后一目了然，清楚明白地知道自己的体检结果，明白"是什么"，理解"为什么"和知道下一步该"怎么办"呢？我们一直致力于对体检报告结果进行通俗易懂的专业化解释，历经十多年的探索和不断积累，我们已经能对绝大多数疾病和数千种化验结果给出通俗易懂的科学解释和指导建议。例如，检查出来肝多发囊肿，我们会在相应的检查结果后提示"肝囊肿为长在肝脏上的所有囊泡状病变的统称，90%以上为先天性囊肿，是一种良性病变，大多数因囊肿小而无症状，对肝脏及人体健康均没有影响。"并给出下一步的建议"建议(1)5cm以下囊肿可暂时不作处理，但应每年复查肝B超；(2)6~8cm及以上囊肿者应注意防护，避免外力打击肝脏，并定期做肝胆外科检查，必要时行囊肿穿刺抽液术、囊肿引流术或微创手术等治疗。"

　　除了解读，我们也给予指导，指导建议分为三类：无需处理、择期处理和立即处理。通过对体检报告的分析解读，体检者心中就对体检报告中的常见问题有了答案，明白体检报告中的专业术语究竟代表什么意思，化验结果到底是否严重，下一

1

步该采取怎样的措施来进行防治。

此书既可作为各级体检机构和体检专职人员解读体检报告的参考用书，也可帮助非医学专业人士读懂体检报告。由于编者知识水平有限，书中纰漏之处在所难免，恳请广大读者批评指正。

目　　录

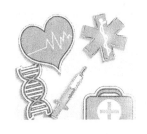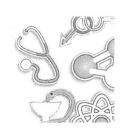

1. 心 内 科

1.1　1 级高血压

建议：(1)注意改变生活方式，饮食低盐、低脂及低糖，戒烟限酒，坚持体育锻炼，保持标准体重。(2)遵医嘱按时服药以达标，使血压小于 140/90mmHg。(3)自我管理血压。血压不稳定时每天早、晚测血压及心率 1 次，测血压时每次 2~3 遍，记录后两遍血压的平均值；血压达标后每周自测血压 1 天，早晚各 1 次（方法同前）。(4)关注血糖、血脂水平，其理想目标为胆固醇<5.6mmol/L、低密度脂蛋白<3.1mmol/L、甘油三酯<1.7mmol/L、血糖<6.1mmol/L。

1.2　2 级高血压

建议在改变生活方式的基础上服用降压药，做到：(1)遵医嘱长期、按时服药以达标(血压<140/90mmHg)。(2)饮食低盐、低脂及低糖，戒烟限酒，坚持体育锻炼，保持标准体重。(3)自我检测血压并记录。每天早晚各测 1 次，每次 2~3 遍，记录后两遍血压的平均值；血压达标后，每周自测血压 1 天，早晚各 1 次（方法同前）。(4)关注血糖、血脂水平，其理想目标为胆固醇<5.6mmol/L、低密度脂蛋白<3.1mmol/L、甘油三酯<1.7mmol/L、血糖<6.1mmol/L(如果有糖尿病建议空腹血糖控制在 7.0mmol/L 以下，餐后 2 小时血糖控制在 10.0mmol/L 以下。(5)定期到心内科检查，每半年复查眼底、心脏彩超及血脂血糖。

1.3　3 级高血压

建议在改变生活方式的基础上服用降压药，做到：(1)遵医嘱长期、按时服药以达标(血压<140/90mmHg)。(2)饮食低盐、低脂及低糖，戒烟限酒，坚持体育锻炼，保持标准体重。(3)自我检测血压并记录。每天早晚各测 1 次，每次 2~3 遍，记录后两遍血压的平均值；血压达标后，每周自测血压 1 天，早晚各 1 次。

(4)关注血糖、血脂水平，其理想目标为胆固醇<5.6mmol/L、低密度脂蛋白<3.1mmol/L、甘油三酯<1.7mmol/L、血糖<6.1mmol/L。(5)定期到心内科检查，每半年复查眼底、心脏彩超及血脂血糖。(6)如有冠心病史，应定期到心内科检查，每半年复查眼底及血脂血糖，加做心脏彩超。(7)如有尿蛋白，应定期复查尿常规，或做尿微量白蛋白测定，以排除动脉硬化性肾病。(8)如果同时合并有糖尿病和冠心病，应定期检测血糖血脂，其理想目标为胆固醇<4.5mmol/L、低密度脂蛋白<1.8~2.6mmol/L、甘油三酯<1.5mmol/L、血糖<7mmol/L。(9)定期到心内科及内分泌科检查，每半年复查眼底、心脏彩超及血脂。

1.4 窦性心动过缓

窦性心动过缓是指窦性心律低于60次/分。窦性心动过缓常见于年轻人、运动员和普通人睡眠状态，10%~15%见于下壁心肌梗死的早期。若低于35次/分，则提示病窦综合征。建议结合自身情况，定期复查，必要时做动态心电图检查并到心内科检查。

1.5 窦性心动过速

窦性心动过速是指窦性心律超过100次/分。窦性心动过速生理状态下可因运动、焦虑、情绪激动引起，也可发生在应用肾上腺素、异丙肾上腺素等药物之后。在发热、血容量不足、贫血、甲亢、呼吸功能不全、低氧血症、低钾血症、心衰等其他心脏疾患时极易发生。建议结合自身情况，定期复查，必要时做动态心电图检查并到心内科检查。

1.6 风湿性心脏病史

风湿性心脏病是指风湿热活动累及心脏瓣膜，使得心脏在运送血液中出现问题。瓣膜的狭窄或关闭不全，致血流阻力加大或心脏容量增加，心脏工作强度加大、效率降低、心脏疲劳、心脏肥大、心功能不全。对于瓣膜病变无论狭窄、关闭不全或二者同时存在，只要出现明显症状均需手术治疗。建议：(1)结合自身情况，定期到胸外科检查；(2)平时应避免呼吸道感染引起的风湿活动而加重病情；(3)注意劳逸结合，不宜做剧烈运动；(4)合理饮食，控制水分的摄入，适量限盐，减少高脂肪饮食。

1.7　冠脉支架植入术后

建议：(1)遵医嘱行扩冠、抗凝治疗；(2)饮食低脂、低盐、低糖，避免劳累；(3)适当活动，保持理想体重；(4)定期复查心脏超声、心电图或冠脉双源 CT；(5)定期到心内科检查。

1.8　冠心病

冠状动脉粥样硬化性心脏病是冠状动脉血管发生动脉粥样硬化病变而引起血管腔狭窄或阻塞，造成心肌缺血、缺氧或坏死而导致的心脏病，常常被称为"冠心病"。建议按现行治疗方案继续治疗，饮食清淡低盐，适当活动，保持标准体重，定期到心内科复查，必要时调整治疗药物。

1.9　卵圆孔未闭

卵圆孔指左右心房之间的一个小洞，一般出生后至 3 岁前卵圆孔会自行闭合，未闭则属一种较轻的先天性心脏结构异常，目前认为不明原因的脑缺血或脑栓塞可能与之有关。建议结合自身情况择期复查，或到心脏外科进一步咨询、检查。

1.10　奇静脉增宽

奇静脉轻度增宽多无明显临床意义，明显增宽见于奇静脉管腔内血液流量增多及静脉压升高，如心脏疾病、心包积液、肺动脉高压等，建议结合自身情况，定期复查胸片，必要时到心内科进一步诊治。

1.11　升主动脉内径增宽

升主动脉内径增宽提示主动脉有扩张情况。多与高血压、动脉硬化有关，少数为主动脉瘤影像表象。建议定期复查(至少一年一次)心脏彩超，到心内科检查，高血压患者要积极降压治疗至达标。

1.12　室上速消融术后

室上速是指来自高起搏点的电信号通过异常通道，反复循环刺激心肌收缩形成

3

的心动过速，心率达 150~250 次/分；射频消融术是利用电极导管在心腔内某一目标部位释放射频电流、灼伤异常通道、阻断快速心律失常的起源点的介入性治疗技术，建议定期复查心电图，或结合自觉症状，遵医嘱做电生理检查、心脏彩超检查。

1.13　先天性心脏病

先天性心脏病是先天性畸形中最常见的一类，指在胚胎发育时期由于心脏及大血管的形成障碍或发育异常而引起的解剖结构异常，或出生后应自动关闭的通道未能闭合的情形。建议定期到胸外科检查。

1.14　心包炎史

心包炎是指心包因细菌、病毒、自身免疫(如风湿热)、物理、化学等因素而发生的急性炎症反应和渗液，以及心包的粘连、增厚、缩窄、钙化等慢性病变，风湿性及非特异性心包炎一般不引起心包填塞或缩窄。建议结合自身情况，定期到心脏科检查。

1.15　心房纤颤

心房纤颤是最常见的心律失常之一，指心房呈无序激动和无效收缩的房性节律。主要病因有冠心病、风心病、房内阻滞、心肌病等，少数病因不明称为特发性房颤。新近发生的房颤需要及时查明病因，预防血栓形成，控制心室率，纠正心衰，用药物或电复律或射频消融终止房颤。建议结合自身情况，及时到心内科治疗。

1.16　心肌梗死史

急性心肌梗死是冠状动脉急性、持续性缺血缺氧所引起的心肌坏死。建议：(1)饮食低盐、低脂，忌烟酒；(2)避免劳累、受凉、过饱或情绪激动等诱发因素；(3)动静结合，劳逸结合；(4)适当进行体育锻炼；(5)在医生的指导下服用药物、定期复查；(6)病情变化随时就诊。

1.17　心肌桥

心肌桥是一束心肌纤维覆盖在冠脉血管上恰似一座桥而命名，是先天发育形成的。当心脏收缩时心肌桥会挤压冠脉血管造成相对狭窄而影响心肌的局部供血，出现胸闷、心律失常等。对心肌桥的防治要视心肌收缩冠脉狭窄的程度而定，狭窄不明显的一般不需治疗。建议结合自身情况，到心脏科咨询或检查。

1.18　心绞痛史

心绞痛是冠状动脉供血不足、心肌急剧暂时缺血与缺氧所引起的以发作性胸痛或胸部不适为主要表现的临床综合征。建议：(1)忌烟酒；(2)摄入低盐、低动物脂肪及易消化食物；(3)避免劳累、受凉、过饱、情绪激动的诱发因素；(4)动静结合，劳逸结合；(5)适当进行体育锻炼；(6)在医生的指导下服用药物和定期复查；(7)病情变化随时就诊。

1.19　心律失常待查

心律失常是指心脏激动起源异常，传导途径与速度改变，或两者并存引起的心电活动异常。其有很多种类。可见于健康人群(检出率50%)及器质性心脏病(检出率90%)。建议根据自觉症状或以往病史，择期复查心电图，必要时做动态心电图检查，或到心内科检查。

1.20　心脏起搏器置入术后

建议：(1)远离磁电场，避免磁共振检查，避免手机靠近起搏器；(2)定期对起搏器进行检查，以了解起搏器的工作状态；(3)遵医嘱按时服药，如有心悸等不适要随时就诊，必要时行24小时动态心电图检查或起搏器程控。

1.21　主动脉钙化

主动脉钙化指钙盐沉积于动脉血管壁上形成一层骨骼样的坚硬物质，多由于人体老化、血管弹性降低或血管壁受损引起，是动脉硬化的表现，随着年龄增长，部分人群心脏瓣膜也发生退变(老化)，出现瓣膜纤维化钙化等，形成退行性心瓣膜病，此是老年人心力衰竭的重要原因之一。建议：(1)积极控制高血压、高血脂、高血糖等易患病因素以延缓疾病发展；（2）到心内科检查，积极防治并发症，如心衰、心律失常、动脉栓塞等；（3）平时注意饮食清淡，减少高脂肪的摄入，戒烟酒。

1.22 主动脉结(弓)突出

提示主动脉管径增加和行走的迂曲，可能存在动脉硬化或由于心脏方面引起的血流动力学改变。建议加做心脏彩超检查，定期检测血压及血脂，或到心内科检查。

1.23 主动脉结钙化

主动脉结钙化见于老年人，尤其是有动脉粥样硬化趋向，如患有高血压、高脂血症、糖尿病的中老年人。建议密切关注血压、血脂情况，并保持饮食清淡、低盐低脂。定期到心内科或糖尿病科检查。

1.24 主动脉内径增宽

引起主动脉内径增宽的因素有很多，比如高血压或者先天性主动脉疾病等。建议暂行观察，定期做心脏彩超复查。若上述情况加重，或有胸闷、心慌、心前区不适、劳累后呼吸困难等应到心内科就诊。

1.25 主动脉型心影

主动脉型心影可能与年龄、体形、摄片时体位等因素有关。建议暂行观察，必要时复查胸片或进行心脏彩超检查，了解心脏各房室及各瓣膜情况。

1.26 主动脉迂曲增宽

主动脉迂曲增宽可能与年龄、血压、血管硬化等因素有关，年龄较大(40 岁以上)或有高血压者主动脉易发生迂曲、增宽。一般不需特殊治疗，建议监测血压，定期复查胸片，或做心脏血管彩超检查。

1.27　主动脉粥样硬化

　　主动脉粥样硬化是动脉硬化的一种，大、中动脉内膜出现含胆固醇、类脂肪等的黄色物质，多由脂肪代谢紊乱、神经血管功能失调引起。常导致血栓形成、供血障碍等。建议定期到心内科检查。若出现胸痛、胸闷，应立即到心血管内科治疗。

1.28　左室肥厚伴劳损

　　左室肥厚伴劳损常见病因有高血压、心肌病、主动脉瓣病变及先心病等。建议结合临床表现或病史，到心脏内科检查或就医。

1.29　左心室舒张功能降低

　　左心室舒张功能降低常提示左心室的顺应性差，左心室的充盈压升高，二尖瓣或/和三尖瓣轻度关闭不全，符合舒张期心力衰竭的心脏彩超的表现，也可视为老年人心肌的退行性病变。建议结合自身情况到心内科检查、治疗，或定期复查心电图、心脏彩超。

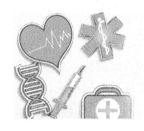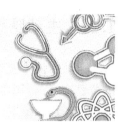

2. 呼吸科

2.1 陈旧性肺结核

陈旧性肺结核指 X 射线影像检查肺部出现的纤维化和钙化病变，此期的患者痰中无结核杆菌，多年胸部 X 射线复查肺部，上述病变无新的变化。建议：（1）提供以往相关病史，定期到呼吸科检查，针对左肺叶密度偏高影必要时加做 CT 检查，以排除其他疾患；（2）平时注意适度运动以增强体质，注意保暖，避免上呼吸道感染；若出现肺功能减退，还需进行肺功能的锻炼。

2.2 陈旧性胸膜炎

陈旧性胸膜炎指炎症渗出物机化吸收后在胸膜上留下的痕迹。可无任何不适症状伴随，但部分患者会有胸部隐痛不适。建议定期到呼吸内科检查。

2.3 肺斑片状影

肺斑片状影可见于多种情况如肺部感染，或肺部感染后余留痕迹，部分为肿瘤非特异性影像，建议暂行观察，3 个月后复查胸片。如有胸痛、胸闷，应到呼吸科检查，必要时行胸部 CT 检查。

2.4 肺不张

肺不张是指一个或多个肺段或肺叶的容量或含气量减少，主要原因有支气管的阻塞和狭窄，如支气管内的黏液栓、肿瘤、肉芽或异物阻塞管腔；肿大的淋巴结、肿物及胸腔积液外压支气管致狭窄或扭曲；支气管的慢性炎症改变、肿瘤浸润致管壁肥厚狭窄。影像学检查见受累区域的透光度降低、不同程度的肺体检缩小（亚段不张一般无）。临床症状取决于病因、不张的程度及范围。建议结合自身情况，到呼吸科咨询或诊治。

2.5　肺部感染

肺部感染指发生于肺实质的炎症,导致肺部感染的病原菌很多,如细菌、病毒、真菌及寄生虫等,影像学检查见肺部有渗出性病灶,临床上常伴有咳嗽、咳痰、发热甚至胸闷气短症状。建议结合自身情况,到呼吸科进一步诊治,平时注意均衡营养,增强体质。

2.6　肺部结节

肺部结节影或小结节影指边界清楚、密度增高、直径≤3cm、周围被肺组织包绕的软组织影,影像学表现为局灶性、类圆形的密度增高影,可单发或多发。肺部很多病变都会形成结节、炎症、结核钙化灶、真菌感染、微小肺癌等症,但有一部分小结节影,在普通胸片检查时可能是肺部多种阴影的重叠,即伪结节,需通过CT检查进行甄别,建议到呼吸科确诊,或加做CT扫描观察。

2.7　肺部磨玻璃渗出

肺部磨玻璃渗出多见于肺炎、结核或其他不良病变,建议结合自身情况,到呼吸科进一步诊治。

2.8　肺部硬结灶

肺部硬结灶是肺组织的纤维化,硬结即说明边界清晰锐利,与周围组织无牵拉粘连,多是慢性炎症治愈后留下的瘢痕或肺结核痊愈后留下的钙化灶,一般对身体没有影响。建议带以往老片到呼吸科咨询或诊治,必要时可加做肺部CT检查。

2.9　肺陈旧灶

肺陈旧灶指肺部曾经感染过结核或其他炎症,病变基本愈合或机化、纤维化、钙化留下的条索影或小结节影、钙化影,一般不会消失,也无须治疗。建议定期复查,必要时做CT检查。

2.10 肺大疱

肺大疱是由于各种原因致肺泡内腔压力升高、肺泡壁破裂、融合成含气的囊腔，一般继发于小支气管的炎症性病变如肺炎、肺结核及肺气肿，较小及数目少的单纯肺大疱可无任何症状，合并明显肺大疱的肺气肿可有胸闷、气短，又称为大疱型肺气肿。建议：(1)结合自身情况，定期到呼吸科检查，积极治疗原发病，若突发憋气、呼吸困难加重，要警惕大疱破裂引起的、需紧急救治的自发性气胸的发生；(2)注意保暖，避免受凉感冒；戒烟酒，避免剧烈运动、过度吸气及剧烈咳嗽。

2.11 肺动脉段突出(凸出)

胸片上表现为肺动脉段突出，提示肺动脉压增高。建议结合相关病史综合分析，或到呼吸科咨询、检查，必要时做心脏彩超检查。

2.12 肺动脉高压

胸片显示心脏左缘第二弓(肺动脉段)丰满、右下肺动脉增宽，提示有肺动脉高压X表现。建议提供有无相关慢阻肺(COPD)病史，定期到呼吸科咨询、检查，必要时做心脏彩超等检查以明确病因。

2.13 肺部钙化灶

肺部钙化灶(斑)是肺部炎性反应经治疗吸收后留下的密度较高影，是肺组织坏死之后的沉着物，是肺结核痊愈的形式之一。若钙化灶小于0.5cm，则大多数是良性的，一般无大碍，定期到呼吸科检查即可；若钙化灶大于0.5cm，则需进一步诊察。

2.14 肺慢性间质性炎症

正常肺像一块海绵，海绵中的小孔好比肺泡，孔与孔之间的部分好比肺间质，双肺慢性间质性肺炎可导致肺间质纤维化而影响肺的弥散功能(氧气与二氧化碳通过肺泡与肺毛细血管进行气体交换的过程)，典型影像学表现为弥漫性条索状、结节状、网状阴影。建议到呼吸科咨询、检查或治疗。

2.15 肺部慢性炎症

肺部慢性炎症指肺部炎症迁延不愈超过 3 个月。促成慢性炎症的常见因素有营养不良、病毒感染引起的肺间质改变，反复发生的上呼吸道感染或支气管炎、慢性鼻窦炎，以及异物吸入、免疫缺陷等，均可导致肺部慢性炎症的发生。建议：(1) 到呼吸科抗炎治疗后复查；(2) 加强户外活动及锻炼，增强机体耐寒性；(3) 注意通风换气，保持室内空气新鲜；(4) 积极预防上呼吸道感染。

2.16 肺门影浓大

若胸片提示肺门影浓大，建议：(1) 加做肺部 CT 增强扫描，以排除肺门淋巴结肿大及肺部或纵隔肿瘤；(2) 结合自身情况到呼吸科或胸科检查、就医诊治。

2.17 肺磨玻璃结节

肺磨玻璃结节指肺部轻度增高的云雾状淡薄圆形影，直径小于 3cm，有弥漫性和局灶性之分，见于炎症、肺泡出血、肺间质改变及肺癌，尤其对局灶性病变要备加重视。建议到呼吸科检查，3 个月后复查或做 CT 增强扫描检查。

2.18 肺实变

肺实变是指肺泡腔内积聚浆液纤维蛋白和细胞成分，使肺泡内含气量减少，肺质地发生致密化的改变，见于肺炎、肺栓塞、ARDS 等，建议结合自身情况，到呼吸科抗炎治疗观察或进一步诊治。

2.19 肺纹理增多

建议结合自身有无慢性咳嗽咳痰史、长期吸烟史等，定期到呼吸科咨询、就诊。平时注意防治感冒，戒烟，如有咳嗽、吐痰症状，应到呼吸内科就医。

2.20 肺心病史

肺心病即肺源性心脏病，主要由于支气管-肺组织或肺动脉血管病变所致的肺动脉高压引起的心脏病，常见病因有慢性支气管炎并阻塞性肺气肿、支气管哮喘、支气管扩张、慢性弥漫性肺间质纤维化、严重的胸廓或脊柱畸形等。建议注意控制原发病，戒烟，避免上呼吸道感染，注意保暖，适度活动，增强机体免疫力；急性发作期应及时到医院医治。

2.21 老年性心肺表现

老年性心肺表现即心肺随年龄增长而产生的 X 线表现，一般不需治疗。如有胸闷不适，应到呼吸科就诊。

2.22 肋膈角变钝粘连

肋膈角变钝粘连多为肺炎并胸膜炎治愈后遗留的胸膜增厚改变，一般不需要治疗，必要时到呼吸科咨询，行胸片复查。

2.23 慢性支气管炎

慢性支气管炎是气管、支气管黏膜及周围组织的慢性非特异性炎症。建议：(1)注意保暖，避免感冒，发作有明显季节性者可提前预防；(2)戒烟；(3)加强锻炼，增强呼吸道免疫力；(4)咳嗽痰多或喘息发作加重时到呼吸科就诊。

2.24 慢性阻塞性肺疾病

慢性阻塞性肺疾病是一种具有气流阻塞特征的慢性支气管炎和/或肺气肿，可进一步发展为肺心病和呼吸衰竭。临床以慢性咳嗽咳痰进行性加重的呼吸困难为主要表现，多因感染而加重病情。建议根据自身情况，定期到呼吸科检查或治疗。稳定期可进行肺康复训练或适度运动，接种流感疫苗与肺炎疫苗，戒烟。如有呼吸衰竭，应长期行低流量吸氧治疗。

2.25 慢性阻塞性肺气肿

肺气肿是指细支气管远端的末梢肺泡组织，因残气量增多而持久扩张，伴有肺泡间隔破坏、弹性减弱，容量增大的病理状态。建议：(1)戒烟、保暖、避免受凉感冒；(2)坚持肺功能的锻炼，如腹式呼吸、吹气球、深而慢的呼吸(鼻吸气、缩唇呼气)等，可根据自身耐受情况，选择其中某种方法来坚持锻炼；(3)每年复查胸片及肺通气换气功能，了解自身疾病的发展趋势；(4)发作时及时到呼吸科就诊。

2.26 气管(或支气管)憩室

气管(或支气管憩室)指各种原因导致气管、支气管、突出于管腔外的囊性病变，是一种少见的良性疾病，多位于胸廓入口处的气管右后方，对于无明显症状者无须特别治疗，建议结合自身情况，到呼吸科咨询、就诊。

2.27 双上肺陈旧灶

双上肺为结核好发部位，上肺陈旧灶多为肺结核引起，即陈旧性肺结核是指 X 线影像检查肺部出现的纤维化病变和钙化，此期的患者痰中无结核杆菌，多年胸部 X 线复查肺部上述病变无新的变化。建议：(1)每年复查胸片观察；(2)平时注意适度运动，以增强体质，若出现肺功能减退，还需进行肺功能的锻炼。

2.28 胸膜钙化结节

胸膜结节见于纤维素沉积的胸膜结节状增厚、结节病、胸膜间皮瘤、转移性胸膜肿瘤。而胸膜钙化结节多考虑陈旧性病变。建议结合自身情况，到呼吸科进一步咨询、诊治。

2.29 胸膜增厚(或/和粘连)

胸膜增厚(或/和粘连)多为渗出性胸膜炎胸腔积液吸收后遗留的胸膜纤维化改变。病初可能会有胸痛、胸闷等症状，随时间推移机体会逐渐代偿，部分患者的症状可减轻甚至消失，故无须治疗；但对于严重广泛的胸膜增厚引起肋间隙变窄，胸廓变小的，可导致限制性肺功能障碍。建议：(1)根据自身情况定期到呼吸科检查、诊治；(2)平时注意加强锻炼，增强体质，避免肺部感染；(3)多做扩胸运动及深呼吸，以保护肺功能。

2.30 叶间胸膜增厚

叶间胸膜增厚可为叶间胸膜积液后或肺炎波及胸膜致胸膜反应性增生增厚，为陈旧性病变，无须治疗，一般对肺功能影响不大。建议：(1)注意加强锻炼，增强体质，避免肺部感染；(2)定期到呼吸科咨询、检查。

2.31　支气管扩张

支气管扩张是由于支气管及周围肺组织慢性化脓性炎症和纤维化使支气管壁失去弹性而变形和扩张，典型表现为慢性咳嗽、大量脓性痰和/或咯血，晚期可出现肺心病及心肺功能衰竭表现。治疗上以引流(体位引流或纤支镜下局部灌洗)及抗炎治疗为主；平时注意防治感冒。

2.32　支气管黏液栓塞

支气管黏液栓塞是各种疾病的继发病变或并发症，如支气管扩张并感染，结核、真菌感染时气管内分泌物增多并长久滞留、干涸形成黏液栓塞子，长期卧床、术后及外伤患者不敢用力呼吸导致痰液排不出，另外见于支气管肿瘤、肺癌、支气管结石异物堵塞。

2.33　支气管哮喘病史

支气管哮喘是一种比较顽固的慢性支气管疾病，多与气道高反应性相关，呈发作性带哮鸣音的呼气性呼吸困难，或发作性咳嗽、胸闷。建议：(1)防过敏原，避免食用或接触容易引起过敏的物质如花粉、虾等，尽量避免吸入刺激性的气体如汽油、烟油、冷空气等；(2)防止受凉感冒，适当使用防喘药物；(3)发作时可给予止咳平喘等药物缓解，或及时到呼吸科就诊。

2.34　支气管黏液栓

支气管黏液栓是各种原因导致的支气管内分泌物增多、排除功能不良，使分泌物在支气管内停留时间过久，其中水分吸收变得黏稠而形成黏液栓子，致支气管发生阻塞，见于各种肺部疾病的继发病变或并发症。建议到呼吸科进一步诊治。

2.35　纵隔淋巴结肿大

纵隔淋巴结肿大的病因很多，常见的疾病有淋巴结慢性炎症、淋巴结核、结节病、淋巴瘤及转移性淋巴结肿大，CT扫描需结合临床表现、实验室及病理学检查方能最终明确诊断。建议结合自身情况到呼吸科就诊，必要时加做胸腔镜检查。

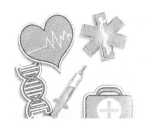
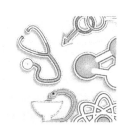

3. 消化内科

3.1 C14 检测

C14 呼气试验是检测胃幽门螺旋杆菌的一种方法。胃幽门螺旋杆菌（HP）是消化性溃疡（十二指肠溃疡、胃溃疡）及慢性活动性胃炎的重要致病因素，也是世界卫生组织认定的第一类致癌原。故定期检测胃幽门螺旋杆菌是十分必要的。C14 呼气试验为阳性表示有胃幽门螺旋杆菌感染存在的可能。建议到消化科咨询，或采用 PPI 三联或四联治疗 2 周，并定期复查。

3.2 便血

引起便血的原因有很多，如痔疮、肛裂、肛瘘、直肠息肉、肠炎、直肠癌等，可表现为便后滴血、脓血便、果酱色大便、手纸带血迹、隐血试验阳性等。建议结合自身情况，及时做直肠结肠镜检，或到肛肠科咨询、就诊。

3.3 肠功能紊乱

肠功能紊乱又称胃肠神经官能症，是胃肠的运动与分泌机能失调出现的腹胀、腹痛、排便习惯和大便性状异常等表现。建议在医生的指导下根据个体化、分级化原则，摄入高纤维食物或服用止泻药、解痉药、甚小剂量抗抑郁药，平时少吃生冷食品，防止腹部受凉。

3.4 肠易激综合征

肠易激综合征是一组持续或间歇发作，以腹痛、腹胀、排便习惯和（或）大便性状改变为临床表现，而缺乏胃肠道结构和生化异常的肠道功能紊乱性疾病。病因和发病机制尚不十分清楚，被认为是胃肠动力异常、内脏感觉异常、脑肠调控异常、炎症和精神心理等多种因素共同作用的结果。建议避免致敏食物，避免摄入过量的脂肪及刺激性食物如咖啡、浓茶、酒精等，并减少产气食物(奶制品、大豆、扁豆等)的摄取。高纤维素食物可刺激结肠运动，对改善便秘有明显效果。建议到消化内科就诊，根据主要症状类型进行症状治疗和根据症状严重程度进行分级治疗。

3.5 肠源性囊肿

肠源性囊肿，也称神经管和原肠囊肿，发病部位多位于椎管内，主要病因是胚胎残余组织异位，属于先天性疾病。建议到胸外科进一步诊治，必要时行手术治疗。

3.6 大便隐血试验

大便隐血试验又称大便潜血试验，用于检测大便中的少量血液成分。多次、持续性大便潜血试验阳性，提示消化道慢性出血，在排除食物所致潜血假阳性、内痔出血后，要警惕胃肠道息肉瘤或肿瘤的存在。建议吃素食3~5天(即不吃动物肝脏、鸡蛋及肉类，不吃菠菜)后，再次复查粪便常规及潜血试验，或结合自身情况及病史到消化科进一步诊察。

3.7 胆囊壁胆固醇沉着(结晶)

胆囊壁胆固醇沉着(结晶)多发于中老年人身体过胖、运动少的人群，因机体新陈代谢相对缓慢、胆囊收缩力日渐减弱，胆汁中的胆固醇及胆色素易于淤积、刺激巨噬细胞吞噬胆固醇并沉积在胆囊黏膜上皮细胞内形成的黄色结节，分为弥漫型(草莓样)和局限性隆起，直径为5~10mm不等。后者在多种成核因素作用下可形成结石。可无症状，或仅有右上腹憋胀不适、隐痛、消化不良等类似慢性胆囊炎表现。建议饮食清淡，坚持适度运动，定期B超复查，必要时到消化科就诊。

3.8 胆囊壁欠规整

胆囊壁欠规整可为胆囊炎的超声表现之一，但需结合临床症状综合分析。对于无症状者，建议暂时不用特殊治疗，定期复查腹部B超，到肝胆科诊治即可。

3.9 胆囊壁增厚

胆囊壁增厚多为慢性胆囊炎的超声表现，但需结合临床综合判断。建议饮食清淡，多饮水，并定期行 B 超复查(6 个月~1 年)；若同时伴有上腹不适、胀痛、右上腹隐痛等症则建议到肝胆科进行消炎利胆治疗。

3.10　胆囊沉积物

胆囊沉积物可能是胆囊炎、胆盐沉积、泥沙样结石的超声影像改变。建议饮食清淡，多饮水，不要吃太油腻的食物，若经常出现腹痛或右背部胀痛，需到外科进一步咨询，必要时行手术治疗。

3.11　胆囊内胆泥形成

胆泥指 B 超下显示胆囊内沉积性细小回声点，其后无声影，有悬浮性的黏稠物，主要成分为胆红素。胆泥的形成可能与胆汁代谢不好有关，它就像水缸里的水垢一样是可以清除掉的，但若不加以注意可能会导致胆囊结石。若腹部 B 超检查显示胆囊内有类似胆泥的声像改变，则建议：(1)饮食清淡，以低油类的瘦肉、鱼肉、豆制品、蔬果为主，禁辛辣、酒类等刺激性食物；(2)加强运动锻炼，促进胆汁代谢，必要时行中药利胆治疗，防止疾病的发生；(3)3 个月后复查肝胆 B 超。

3.12　胆囊萎缩

胆囊萎缩的主要原因是胆囊慢性炎症、胆囊壁增厚纤维化、疤痕组织收缩、囊腔变小萎缩，最终导致胆囊功能丧失。建议到肝胆科咨询、诊治；平时注意饮食清淡，并兼顾营养搭配、选易消化食物。

3.13　胆囊息肉

胆囊息肉是指胆囊腔突起或隆起的良性病变，以胆固醇性息肉为多见，一般无症状。因胆囊息肉是胆囊癌的诱发因素，对于息肉超过 1cm 以上的，或近期内息肉生长迅速或有其他异常的，建议考虑手术治疗为妥。

3.14　胆囊肿大

胆囊肿大可见于急性胆囊炎及慢性胆囊炎。导致原因有三：结石在胆囊颈阻塞引起梗阻、胆汁淤积；大肠杆菌、产气杆菌、绿脓杆菌等细菌感染；高浓度胆汁酸盐化学性刺激胆囊黏膜致急性炎症。建议结合相关病史或症状，到肝胆外科诊治。

3.15 胆总管代偿性扩张

胆总管代偿性扩张可能是胆囊切除后代偿所致。建议：(1)宜选清淡、易消化饮食，忌高脂饮食，限酒或戒酒；(2)定期B超复查以了解肝及胆管情况，必要时到肝胆外科检查。

3.16 反流性食管炎

反流性食管炎是由胃、十二指肠内容物反流入食管引起的食管炎症性病变。建议生活规律，避免过度精神紧张及劳累，避免增加腹腔压力，避免饱餐及睡前进食，忌酒，少食咖啡及高脂肪食物，睡觉时应抬高床头，以利于抗返流；避免服用降低食管括约肌张力的药物，如钙拮抗剂、茶碱及安定等。目前可服用胃肠动力药物及抑酸药物对症治疗，建议到消化专科进一步治疗。

3.17 副脾

副脾指正常脾脏以外存在的与正常脾脏结构相似、功能相同的组织，其发生可能是因胚胎时期脾融合不全所致，发生率为10%~30%，正常人群可不必担心它的存在，但在治疗血液病、脾亢手术切脾时要一并切除副脾。

3.18 肝低回声包块

肝低回声包块可见于肝囊肿、肝血管瘤、不均匀性脂肪肝，甚至肝占位性病变，要明确其性质，需做肝脏增强CT扫描或磁共振等检查。建议近期再次复查肝B超，或到消化科进一步诊察。

3.19 肝多发性囊肿

建议：(1)囊肿5cm以上需外科就诊，必要时行穿刺抽液加药物注射治疗。(2)囊肿5cm以下可暂时不作处理，但应每年B超复查囊肿情况，并避免外力打击肝脏。

3.20 肝内胆管积气

建议定期复查B超。无症状时无须治疗。若出现腹痛、发热、黄疸等症时，可到肝胆科就诊，以排除胆管炎可能。

3.21　肝实质回声增粗

超声检查时若肝实质回声增粗，则提示肝脏可能有轻微的纤维化改变，但可逆转。建议在无慢性肝病史、肝功能指标正常时，仅需饮食清淡、定期复查肝 B 超。

3.22　肝损伤

若 B 超检查肝脏呈损伤声像，建议限酒或禁酒，避免使用伤肝药物，定期复查肝功能及转氨酶，必要时服用易善复治疗。

3.23　肝硬化

肝硬化是由一种或多种病因长期或反复作用形成的弥漫性肝损害。建议：(1) 定期复查肝 B 超、肝功能、乙肝两对半及乙肝病毒 DNA，到消化科诊察；(2)饮食清淡，避免服用损肝药。

3.24　肝脏低密度影(或低密度灶)

此影像学表现多见于脂肪肝、肝囊肿、肝血管瘤、肝硬化，也可见于肝癌，需结合肝功能、AFP(甲胎蛋白)、血脂等综合判断。建议定期复查(3 个月~半年)，必要时加做中上腹增强 CT 扫描，或到普外科咨询诊治。

3.25　膈肌抬高

膈肌抬高是影像学表现，引起膈肌抬高的病因很多，主要见于膈肌病变及膈下病变，右膈抬高可能是肝脏病变或应激性抬高。若腹部 B 超无异常发现，可暂行观察，或择期复查胸片及上腹部 B 超；若既往有相关疾病史，则建议到专科咨询。

3.26　过敏性结肠炎

过敏性结肠炎指的是原因不明的胃肠功能性障碍。建议做肠镜检查；忌酒，注意饮食卫生，少吃生冷刺激性食物。发作时行消炎治疗，或到消化内科门诊咨询诊治。

3.27 结肠黑变病

结肠黑变病是以结肠黑色素沉着为特征的非炎症性肠病，可有腹胀、便秘、排便困难或下腹隐痛、食欲不佳等症，常见于老年人，其病因尚不清楚，可伴发结肠癌、腺瘤和息肉。建议多食果蔬及纤维丰富的饮食，多饮水、多锻炼，以减少便秘及排便困难，停用含有色素的泻药而改用油性缓泻药，或加用胃肠动力药；定期复查肠镜，或到消化科诊治。

3.28 结肠憩室

结肠憩室是结肠壁向肠腔外的囊状突出。建议注意饮食卫生、规律，少吃生冷刺激性食物，保持大便通畅。定期复查肠镜，到消化科诊治。

3.29 酒精性肝损伤

酒精性肝损伤是由于长期大量饮酒导致的肝脏疾病。建议禁酒，禁服伤肝药物，定期复查肝功能及肝脏 B 超，必要时服用肝泰乐、善存等，或到消化科咨询、诊治。

3.30 慢性胆囊炎

胆囊壁毛糙增厚多为慢性胆囊炎的超声表现，但需结合临床综合判断。建议：(1)提供相关病史，若伴有上腹胀痛、右上腹隐痛等症时可到肝胆科行消炎利胆治疗；(2)平时注意清淡饮食，多饮水，并定期复查 B 超(6 个月~1 年)。

3.31 慢性结肠炎

慢性结肠炎是一种慢性、反复性、多发性、因各种致病原因导致的肠道炎性水肿、溃疡、出血病变。建议注意饮食卫生，少吃辛辣刺激性食物。发作时行消炎治疗。另可做便常规、潜血及肠镜检查，或到消化内科诊治。

3.32 慢性浅表性胃炎伴糜烂

浅表性胃炎是一种慢性胃黏膜浅表性炎症，HP(幽门螺旋杆菌)感染为慢性胃炎的主要病因，而进食粗糙食物、吸烟及长期服用对胃有刺激性的药物，也可引发该病。大多无明显症状，或仅有饭后饱胀、反酸、嗳气、无规律性腹痛等消化不良症状。建议：(1)注意饮食规律、清淡，定时进餐，少吃生冷刺激性食物；(2)结合自觉症状，定期到消化科诊治，必要时复查胃镜及做 HP(幽门螺旋杆菌)检查。

3.33　慢性胃炎

慢性胃炎系指不同病因引起的各种慢性胃黏膜炎性病变。建议注意饮食规律，少吃生冷刺激性食物。若上腹部不适、反酸等消化道症状加重时建议复查胃镜，到消化内科诊察。

3.34　脾大

脾大可见于很多疾病，超声检查结果需结合血常规、凝血机能、内分泌检查，甚至骨髓检查等情况综合判断。如轻度脾大见于急慢性肝炎、粟粒性肺结核、疟疾、败血症等；中度脾脏增大常见于肝硬化、白血病、淋巴瘤及系统性红斑狼疮等；严重脾脏增大见于慢性粒细胞性白血病、慢性疟疾、骨髓纤维化等。建议结合自身情况，到相关科室进一步明确脾脏增大的原因。

3.35　脾钙化斑

脾钙化斑(灶)是多种疾病共同作用的结果，多为蛔虫卵或钙质的沉积，无临床症状，多在 B 超检查中偶然发现，一般情况下对身体没有太大影响，建议结合自身情况，定期 B 超复查或到消化内科咨询诊治。

3.36　浅表性胃炎

浅表性胃炎是一种慢性胃黏膜浅表性炎症，HP(幽门螺旋杆菌)感染为慢性胃炎的主要病因，而进食粗糙食物、吸烟及长期服用对胃有刺激性的药物，也可引发该病。大多无明显症状，或仅有饭后饱胀、反酸、嗳气、无规律性腹痛等消化不良症状。建议注意饮食规律、清淡，定时进餐，少吃生冷刺激性食物，结合自身症状，定期到消化内科检查，必要时复查胃镜。

3.37　十二指肠黄素瘤

黄素瘤一般与脂肪沉积有关，为良性病变。建议进食易消化低脂食物，忌烟酒及辛辣刺激性食物，多运动，到消化科诊治，必要时可在胃镜下灼烧黄素瘤。

3.38 十二指肠球部溃疡

十二指肠球部溃疡指胃酸及消化酶过多并侵蚀十二指肠球部黏膜致溃破，最后形成溃疡。建议：(1)定期检查电子胃镜及检测幽门螺旋杆菌；(2)溃疡活动期及时到消化内科接受抑酸、保护黏膜等治疗；(3)平时注意饮食规律及饮食卫生，忌吸烟及酗酒，避免精神紧张、情绪波动及过度劳累；(4)避免服用对胃黏膜有刺激作用的药物。

3.39 十二指肠球炎

十二指肠球炎是指发生在十二指肠球部的非特异性感染性疾病。建议饮食清淡，少食刺激性食物，定时进餐。定期复查，到消化内科进一步诊治。

3.40 食管裂孔疝

食管裂孔疝是膈疝中最常见的，是腹腔内脏器(主要是胃)通过膈食管裂孔进入胸腔所致的一种疾病。可有胸骨后或剑突下烧灼痛、胃内容物反感等症状，可并发反流性食管炎、吸入性呼吸道感染等。建议到胸科进一步明确诊断。

3.41 食管憩室可能

食管憩室是食管壁的一层或全层局限性、离心性膨出食管壁外，形成与食管腔相通的囊袋。按部位分为咽食管憩室、食管中段憩室及食管中下段憩室(膈上憩室)。主要通过食道吞钡 X 线检查、超声检查、食管压力及 PH 检测等方法确诊本病，常需与甲状腺、甲状旁腺及食道肿瘤相鉴别，无症状者一般不需治疗，有症状者则需手术治疗。建议结合自身情况，到普外科进一步明确诊断。

3.42 食管胃黏膜异位症

食管胃黏膜异位症是胃黏膜上皮长到食管黏膜表面，它是一种少见的先天性病变，可发生于食管的任何部位。患者如无临床症状，可暂不作特殊治疗，但由于异位胃黏膜具有泌酸功能，可引起食管溃疡、出血或并发胃食管反流病，因此可进行抑酸治疗。建议定期到消化内科诊治。

3.43　胃癌术后

　　胃癌手术一般是行全胃或胃大部分切除术，建议术后康复：(1)饮食上无须特殊忌口，但要以碎、细、易消化食物为主，注意营养的合理搭配，选高蛋白低脂肪饮食，多食新鲜果蔬；(2)适度运动，增强体质；(3)定期到外科诊治、定期体检。

3.44　胃出血

　　胃出血 40% 以上是由胃、十二指肠溃疡导致，工作过度劳累、日常饮食不规律、情绪异常紧张等有消化道病史的人群容易发病。建议：(1)饮食要定时、定量，食用易消化食物；(2)忌烟酒及浓茶；(3)避免服用对胃有刺激的药物及食物；(4)定期检测大便潜血，胃镜或钡餐检查，或定期到消化内科诊治。

3.45　胃黄素瘤

　　胃黏膜内形成的黄白色瘤样斑块，一般与脂肪沉积有关，为良性病变。建议饮食低脂，多运动，必要时可在胃镜下灼烧黄素瘤。

3.46　胃溃疡

　　胃溃疡指胃酸及消化酶过多并侵蚀胃黏膜致溃破，最后形成溃疡。建议：(1)定期检查电子胃镜及检测幽门螺旋杆菌；(2)溃疡活动期及时到消化科接受抑酸、保护胃黏膜等治疗；(3)平时注意规律饮食及饮食卫生，少吃生冷刺激性食物，忌吸烟及酗酒，避免精神紧张、情绪波动及过度劳累；(4)避免服用对胃黏膜有刺激的药物。

3.47　胃息肉

　　胃息肉是指胃黏膜上皮细胞凸起胃内的隆起病变，可能与长期饮浓茶烈酒，食用过热、过冷、过于粗糙的食物，长期服用非甾体类消炎药，HP 感染、免疫因素(萎缩性胃炎)等有关。建议到消化科就诊，必要时行胃镜摘除。

3.48 胃下垂

胃下垂是由于悬吊胃的肌肉和韧带松弛无力及腹部压力下降导致胃在腹腔的位置降低，胃蠕动减弱，常见于产后妇女以及瘦长体形、长期从事站立工作或卧床少动、饮食习惯不良(经常空腹或暴饮暴食)的人群。建议注意饮食规律，少吃生冷刺激性食物，必要时到消化科对症治疗。

3.49 习惯性便秘

习惯性便秘是指长期的、慢性功能性便秘。建议多吃含纤维食物及蔬菜、水果，多饮水，可服芦荟胶囊。建议做肠镜检查，到消化内科定期诊治。

3.50 消化性溃疡

消化性溃疡指胃或/和十二指肠球部因胃酸及消化酶过多并侵蚀胃或/和十二指肠球部黏膜致溃破，最后形成溃疡。建议：(1)定期检查电子胃镜及检测幽门螺旋杆菌；(2)溃疡活动期及时到消化科接受抑酸、保护胃黏膜等治疗；(3)平时注意规律饮食及饮食卫生，忌吸烟及酗酒，避免精神紧张、情绪波动及过度劳累；(4)避免服用对胃黏膜有刺激的药物。

3.51 胰腺囊肿

胰腺囊肿包括真性囊肿、假性囊肿和囊性肿瘤。真性囊肿见于先天性单纯囊肿、多囊病、皮样囊肿；假性囊肿见于急慢性胰腺炎、胰腺外伤、寄生虫病、特发性囊肿等，但以假性囊肿为多见。后者多数伴有上腹痛、恶心呕吐等症。建议结合自身情况，到消化科或普外科诊治，必要时做CT检查，进一步鉴别。

3.52 胰腺实质回声稍欠均

B超提示胰腺回声稍欠均，提示胰腺可能有轻微炎症，但需结合临床诊断。建议到消化科或肝胆科诊治，必要时做胰腺增强CT扫描，明确原因。

3.53　胰腺实质回声增强

　　胰腺实质回声增强见于炎症、结石等，建议结合自身情况，到肝胆外科就诊，必要时行胰腺增强 CT 扫描。

3.54　脂肪肝

　　脂肪肝指由于各种原因(食物摄入过多、过量饮酒、服食某些药物、内分泌紊乱等)引起的肝细胞内脂肪堆积过多的一种常见的弥漫性肝病，及时诊疗可治愈，但若不加以控制，部分人可发展为脂肪性肝炎。建议结合自身情况查找原因，去除病因，同时调整饮食结构，提倡高蛋白、高维生素、低脂肪饮食；适当增加运动，促进体内脂肪消耗。

3.55　肠息肉

　　肠息肉是指突出肠黏膜表面的赘生物，在没有确定病理性质前统称为息肉，其发病率随年龄增大而上升，以结肠直肠为最多，分为炎症性和腺瘤性两种，后者有恶变倾向，多数有便血史。建议：(1)到消化科和肝肠科就医，在结肠镜下行干预治疗及病理检查；(2)戒烟，多食粗纤维食物。

3.56　主胰管扩张

　　主胰管内径正常情况下为 0.2cm，超过 0.3cm 即称为主胰管扩张。主胰管扩张多见于胰头肿瘤、结石等。建议定期复查 B 超，或做上腹部 CT 检查排除；若伴有腹痛、黄疸、恶心等症，应及时到腹部外科就诊。

3.57　主胰管显影

　　主胰管内径正常情况下为 0.2cm，且一般不显影。主胰管显影临床上认为多数与消化道疾病有一定的关联。建议结合自身情况，到消化科诊治。

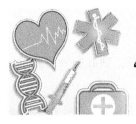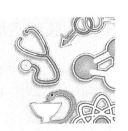

4. 内分泌及风湿免疫科

4.1　2型糖尿病

　　糖尿病是一组以高血糖为特征的代谢性疾病，长期的高血糖会导致血管、心脏、肾脏、眼、神经的损伤及功能障碍。建议：(1)结合上述检查情况，到内分泌科咨询、治疗或调整治疗，治疗目标值为：空腹血糖水平4.4~7mmol/L(为防低血糖发生，不宜低于3.9mmol/L)，餐后血糖8~10mmol/L；(2)生活中控制饮食总量，选低糖、低脂、低盐食物，多食青菜、西红柿及黄瓜，蛋白质选瘦肉、鱼肉及牛奶等优质蛋白，坚持运动，控制体重；(3)若合并其他心血管危险因素(如高血脂、高血压)，则需同时采用降压调脂及应用阿司匹林等综合治疗。

4.2　2型糖尿病并糖尿病眼底病变

　　糖尿病是一组以高血糖为特征的代谢性疾病，长期的高血糖会导致血管、心脏、肾脏、眼、神经的损伤及功能障碍。建议继续采取以下治疗措施：(1)内分泌科积极控制血糖(口服降血糖药或注射胰岛素替代治疗)，使空腹血糖控制在7mmol/L以下，餐后2小时血糖在8mmol/L以下；(2)饮食低糖并坚持适度的运动锻炼；(3)关注血压、血脂、动脉硬化情况，若有增高需同时治疗：合并高血压时血压应控制在130/80mmHg以下，合并高脂血症时血脂理想目标为胆固醇<4.5mmol/L、低密度脂蛋白<2.6mmol/L、甘油三酯<1.5mmol/L；(4)到眼科治疗眼底病变。

4.3　2型糖尿病并糖肾病可能

　　2型糖尿病的中晚期可发生肾脏损害，建议：(1)到内分泌科进一步诊察，排查糖肾病的可能或及时治疗；(2)遵医嘱严格降糖治疗，使空腹血糖控制在7mmol/L以下，餐后2小时血糖在8mmol/L以下；(3)平时注意低糖饮食，适度运动锻炼；(4)关注血压、血脂、动脉硬化情况，若有血压或血脂增高需同时治疗：合并高血压时血压应控制在 130/80mmHg 以下，合并高脂血症时血脂理想目标为胆固醇<4.5mmol/L、低密度脂蛋白<2.6mmol/L、甘油三酯<1.5mmol/L。

4.4 2型糖尿病并酮症

当糖尿病患者遭受各种应激或胰岛素治疗剂量不足时，糖尿病代谢紊乱加重，脂肪分解加快，酮体生成增多，超过自身利用而积聚时，血中酮体堆积，其临床表现称为酮症。发生酮症时可出现恶心、呕吐等症状，甚至有意识障碍，严重时会危及生命。建议控制饮食，尽快前往内分泌科就诊，以防止病情进一步加重。

4.5 单纯性甲状腺肿大

单纯性甲状腺肿大俗称"大脖子"病，分为地方性和散发性。以女性多见，青春期、妊娠期和更年期均可发生。是由于缺碘或碘过量、致甲状腺肿物质、先天性缺陷等因素导致甲状腺激素不足、垂体分泌促甲状腺激素增多而致甲状腺代偿性肿大。建议做甲功八项测定、甲状腺B超检查、甲状腺同位素扫描，或到内分泌科进一步明确诊治。

4.6 低血糖症

低血糖症是指由多种原因引起的血糖浓度过低所致的综合征，一般以血浆血糖浓度<2.8mmol/L 为标准。低血糖对机体的危害不亚于高血糖，建议结合自身情况，到内分泌科就诊，明确低血糖的原因并予以治疗。若已出现低血糖反应(出汗、心悸、发抖、面色苍白、乏力等)应及时补充糖分，症状不缓解时须尽快到医院就诊。

4.7 干燥综合征

干燥综合征是一种自身免疫疾病，临床除有唾液腺和泪腺受损，功能下降而出现口干、眼干外，还有其他器官受累出现多系统损害的症状。建议到皮肤科或免疫科就诊。

4.8 高胆固醇血症

高胆固醇血症是高脂血症中的一种，胆固醇的增高可导致动脉粥样硬化，甚至血管堵塞或血栓形成，高胆固醇还可引起胆石症。建议：(1)注意合理膳食，低脂饮食，忌食动物内脏及肥肉；(2)多食蔬菜、水果及含优质蛋白的食物(如鸡蛋清、脱脂奶)，多食含不饱和脂肪酸的食物(如三文鱼)，多食洋葱、大蒜、木耳及海带等，加强体育锻炼，保持标准体重；(3)口服他汀类药物降胆固醇治疗，三个月后复查。

4.9　高甘油三酯血症

甘油三酯为血液中的一种脂肪类物质，大部分从食物中获得，高甘油三酯的主要危害是引起"血稠"，会增加动脉粥样硬化的风险，反之则有利于预防动脉粥样硬化。建议：(1)改变不良生活方式及习惯，即限制碳水化合物及脂肪的摄入，戒烟限酒，加强运动锻炼，减轻体重。当甘油三酯≥4.0mmol/L 时，需根据医生建议进行调脂治疗；甘油三酯在 5.65mmol/L 以上时，要谨防并发糖尿病及急性胰腺炎，因此应同时追踪餐后血糖、C 肽释放试验及血清淀粉酶的变化。(2)结合自身情况，到内分泌科、心血管科咨询或治疗。

4.10　骨质疏松症

骨质疏松症是指单位体积内骨组织量减少，出现骨骼疼痛、易骨折为特征的代谢性骨病。建议：(1)结合 X 光片、骨钙素、降钙素、血钙、血磷、碱性磷酸酶检测结果及自觉症状，到骨科进一步咨询或诊治；(2)平时应保证每日摄入人体所需的钙量，选择含钙高的食物如牛奶、蔬菜、乳制品；(3)适当摄入磷，但不能太多；(4)多选含维生素 D 的食物如沙丁鱼、鳜鱼、青鱼、鸡蛋等；(5)适当增加日晒时间。

4.11　混合型高脂血症

在脂代谢过程中，高密度脂蛋白及载脂蛋白 A1(好的脂蛋白)主要是将外周组织中包括沉积在血管壁的胆固醇转运至肝脏代谢掉，而低密度脂蛋白、载脂蛋白 B(坏的脂蛋白)的功能是将胆固醇从肝脏带到血管及组织细胞内，二者之间达成平衡。坏的脂蛋白的增高/降低，会增加/降低动脉粥样硬化、血栓栓塞发生的风险，好的脂蛋白则与之作用相反。建议结合自身情况，择期复查(1 周后或 2 个月后)，或到心血管科、营养科咨询、诊治。

4.12　甲状旁腺增生

甲状旁腺为内分泌腺之一，位于甲状腺侧叶的后面，有时藏于甲状腺实质内。一般分为上下两对，甲状旁腺增生会引起高钙血症、易疲劳、四肢肌肉软弱、四肢疼痛等临床表现。建议到甲状腺外科进一步诊治。

4.13　甲状腺功能减退

甲状腺功能减退症，简称甲减，是由于甲状腺激素合成及分泌减少，或其生理效应不足所致机体代谢降低的一种疾病。建议到内分泌科进一步诊治。平时注意休息，注意饮食结构：补充适量的碘、足够的蛋白质，限制脂肪和富含胆固醇的食品，伴贫血者需纠正贫血。

4.14　甲状腺功能亢进

甲状腺功能亢进，简称甲亢，是指由于多种原因导致甲状腺激素分泌增多，作用于全身组织及器官，造成神经、循环、消化等系统兴奋性增高和代谢亢进为主要表现的临床综合征。建议到内分泌科就诊，并遵嘱定期检查或治疗。

4.15　甲状腺胶质结节

甲状腺胶质结节是甲状腺上皮细胞反复增生、修复形成的潴留性的、伴有胶质颗粒沉积的增生结节，一般小于 0.5cm，属良性病变，增大会形成胶质囊肿或单纯性囊肿。建议到甲状腺科进一步明确。

4.16　甲状腺结节

甲状腺结节包括结节性甲状腺肿、胶质性结节、囊性结节、甲状腺腺瘤等。它们是一种非常常见的疾病，在中年女性中尤为多见。其中良性结节占大多数，恶性结节不足 1%。建议做甲功八项检查、甲状腺 B 超检查，或到甲状腺外科进一步明确诊断。

4.17　甲状腺局灶性病变

甲状腺局灶性病变，可能是血管瘤，也可能是甲状腺腺瘤或其他疾病，建议加做甲功八项检查，必要时做甲状腺 CT 检查进一步明确，或到甲状腺外科咨询、定期检查。

4.18　甲状腺滤泡结节

甲状腺滤泡结节是甲状腺滤泡上皮细胞反复增生、修复形成的潴留性的增生结节，一般小于 0.5cm，属良性病变，极少数人还会自行消失，但也有一部分人会增大形成胶质囊肿或单纯性囊肿。建议结合甲状腺功能检查结果，定期到甲状腺专科门诊检查或治疗。

4.19　甲状腺囊性结节

甲状腺结节的类型多种多样，甲状腺囊性结节是甲状腺结节的一种类型，多为良性结节。建议定期复查甲状腺彩超及甲功，到内分泌科就诊，必要时做甲状腺同位素扫描检查。

4.20　甲状腺囊肿

甲状腺囊肿是指甲状腺中发现含有液体的囊状物，多为良性病变，约占结节性甲状腺肿的 5%~20%。甲状腺结节会压迫周围静脉，造成局部血液循环障碍、组织缺血变性坏死、间质内淤血、水肿液体积聚而形成囊肿。通常没有症状。建议加做甲功八项，定期复查甲状腺 B 超，到甲状腺外科进一步诊治。

4.21　甲状腺实质回声不均

超声检查单纯的甲状腺实质回声不均(血供不丰富)，最常见的原因有：甲状腺炎、甲状腺功能亢进及甲状腺弥漫性肿大等，但需结合甲状腺功能综合分析。甲状腺功能正常者，建议定期复查甲功及甲状腺 B 超，若甲功异常，则建议到内分泌科就医治疗。

4.22　甲状腺腺瘤

甲状腺腺瘤是起源于甲状腺滤泡细胞的良性肿瘤。可发生于各个年龄段，女性多于男性。其可能与性别、遗传因素、射线照射等有关。建议到内分泌科或甲状腺外科进一步明确诊断，必要时可手术治疗。

4.23　甲状腺肿大(不对称性)

甲状腺不对称性肿大，可见于甲状腺腺瘤、甲状腺囊肿、甲状腺恶性肿瘤等。建议到专科进一步诊察(包括实验室在内的相关检查)以明确诊断。

4.24　甲状腺肿大(对称性)

甲状腺双侧对称性肿大，主要见于甲亢、原发性甲减、亚甲炎、桥本氏甲状腺炎、单纯性甲状腺肿。建议到专科进一步诊察(包括实验室在内的相关检查)以明确诊断。

4.25　空腹血糖偏低

长期或严重的低血糖对机体的危害不可忽视，建议：(1)结合自身情况，择期复查血糖或到内分泌科就诊查明原因；(2)平时注意生活规律，戒酒，饮食定量，勿暴饮暴食，根据血糖结果在容易发生低血糖时段进行加餐；(3)若已出现低血糖反应(出汗心悸、发抖、面色苍白、乏力等)应及时补充糖分，症状不缓解时需尽快到医院就诊；(4)糖尿病患者应在医生的指导下酌情减少降糖药或停药。

4.26　强直性脊柱炎

强直性脊柱炎是以骶髂关节和脊柱附着点炎症为主要症状的慢性进行性疾病，除骶髂关节和脊柱外，还可能造成不同程度眼、肺、肌肉、骨骼的病变，属自身免疫性疾病。建议：(1)平时注意保暖，忌生冷饮食，宜姜、酒等温性食物以利温通血脉，散寒止痛；(2)睡硬板床，避免长期弯腰活动，保持标准体重，减少脊柱的负重；(3)定期到风湿免疫科检查治疗。

4.27　桥本氏病

桥本氏病又称慢性淋巴细胞性甲状腺炎或桥本甲状腺炎，是自身免疫性疾病。为甲状腺炎中最常见的一种，多见于中年妇女，是造成甲减最常见的原因。建议结合自身情况，定期到内分泌科调整治疗、检查甲功。

4.28　妊娠期糖尿病

妊娠期间的糖尿病有两种情况，一种为妊娠前已确诊患糖尿病，称"糖尿病合并妊娠"；另一种为妊娠前糖代谢正常或有潜在糖耐量减退、妊娠期才出现或确诊患糖尿病，又称为"妊娠期糖尿病"。建议定期(每年)复查血糖及餐后血糖，必要时查 C 肽释放试验，或到内分泌科咨询、诊治。

4.29　肾上腺皮质腺瘤

肾上腺皮质腺瘤是肾上腺皮质细胞发生的一种良性肿瘤，大多数皮质腺瘤是非功能性，少数为功能性，可引起醛固酮增多症或 Cushing 综合征，患者可产生低钾血症导致的肌无力、向心性肥胖和高血压等临床表现，建议到内分泌科就诊以决定是否需要进一步诊疗。

4.30　糖耐量减低

糖耐量减低是糖尿病的前期状态，建议：(1)加做葡萄糖耐量试验，并到糖尿病专科进一步诊治；(2)平时应合理控制饮食，不过食，不偏食，有规律进食，严格限制主食(4~5 两/日)；(3)多运动，减轻体重，体重指数(BMI)应大于 18.5 小于 25。

4.31　体重减轻

自述近期体重减轻，无其他不适伴随。体重是反映和衡量一个人健康状况的重要指标之一，过重或过瘦都不利于健康。现常用体重指数来衡量人体胖瘦程度，最新中国成人标准体重指数(MBI)在 18.5~23.99，低于 18.5 为偏瘦或偏低。建议：(1)结合自身情况，关注餐后血糖、甲状腺功能改变，必要时到内分泌科或消化科就诊查明原因；(2)平时注意加强营养，多吃高蛋白食物，睡眠保持每天 6 个小时以上，使 MBI 达到或接近标准值。

4.32 痛风

痛风是由单钠尿酸盐沉积所致的晶体相关性关节病，其与嘌呤代谢紊乱、尿酸排泄减少所致的高尿酸血症有直接关系。建议：（1）应长期严格饮食低嘌呤：禁食极高嘌呤食物如动物内脏、沙丁鱼、凤尾鱼、肉汁等，少食高嘌呤食物如壳类海鲜、鱼类、扁豆、肥肉、禽类、浓肉汤、熏火腿等，限制摄入嘌呤食物，如豆类制品、菜花、菠菜、竹笋、蘑菇、龙须菜等；（2）多饮水，避免劳累和受凉；（3）定期复查血尿酸，必要时使用药物降低尿酸治疗，一日 3 次，若痛风发作，建议到内分泌科积极治疗。

4.33 消瘦(短期内、病理性)

消瘦是指体内脂肪及蛋白质减少、体重下降超过正常标准的 10%。导致消瘦的原因有很多，除体质、遗传因素及生活饮食习惯因素外，短期内的体重减轻及消瘦，需排除病理性因素，如消化系统疾病、糖尿病、甲亢、肝炎、肾病、恶性肿瘤等。建议结合自身情况，到消化科、内分泌科或肿瘤科进一步诊察，以明确病因，及时治疗原发病。

4.34 消瘦(长期)

人体内肌肉、脂肪含量过低，体重指数小于 18.5 即为消瘦。除去病理性因素及体质遗传因素，消瘦与肥胖的危害一样，是亚健康的一种表现，生活饮食习惯不科学、节食、饮食搭配不合理、工作压力大、焦虑紧张、过度疲劳、睡眠不佳等，均可导致消瘦，继而出现易疲劳、免疫力差、容易患病。建议结合自身情况，补充营养，调整饮食结构，纠正不良生活习惯，保持良好心态，以获真正意义上的健康。

4.35 亚急性甲状腺炎

亚急性甲状腺炎又称巨细胞性甲状腺炎。多在病毒感染后的 1~3 周出现甲状腺局部疼痛、肿大，可伴有甲亢或上感症状。建议：（1）结合自身情况到内分泌科进一步做甲状腺摄碘率、血沉等检查，以明确诊断并及时治疗；（2）平时注意休息，摄入高热量、高维生素、足量蛋白质和糖类的食物，忌辛辣、燥热、刺激性食品。

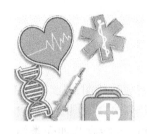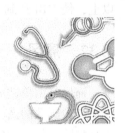

5. 肾内科

5.1　高血压性肾病

建议：(1)到心血管科或肾脏病科进一步排查动脉硬化性肾病；(2)遵照医嘱，选择低盐低脂等食物，吸烟饮酒者须戒烟限酒；(3)坚持适度的运动锻炼，保持标准体重及血脂正常；(4)按时服药，使血压控制在理想水平。

5.2　马蹄肾

马蹄肾是指两肾的上极或下极相融合成马蹄状，为先天性畸形，B超可清楚显示两肾上极或下极相连、横过下腔静脉和腹主动脉前方，部分患者可全无症状，多数患者因神经丛、血循环或输尿管受压而出现症状，如腰部或脐部疼痛、下腹部肿块、胃肠道紊乱症状(腹胀、便秘)、泌尿系并发症(感染、积水、结石)，80%的病例可发生肾积水。建议结合自身情况，定期到肾脏科检查、诊治。

5.3　慢性肾炎

慢性肾小球肾炎简称慢性肾炎，是一组多病因的以慢性肾小球病变为主的肾小球疾病，蛋白尿、血尿、高血压、水肿为其基本临床表现，病情迁延、进展缓慢，可有不同程度肾功能减退，最终出现肾功能衰竭。建议结合自身情况，在医生的指导下接受保肾降压等治疗，注意控制钠盐、蛋白及磷的摄入，选优质低蛋白食物；避免过度劳累，避免使用肾毒性药物，戒烟限酒，适度锻炼，定期到肾脏内科检查。建议做24小时尿蛋白定量，到肾内科进一步诊治。

5.4　尿草酸钙结晶阳性

尿液中的许多晶体物质，在尿液酸碱度、温度改变、代谢紊乱等因素影响下沉淀可形成结晶。正常尿液中可见的结晶有磷酸盐结晶、草酸钙结晶、尿酸盐结晶等，无临床意义。但结晶长期大量存在则可能形成尿路结石。建议：多饮水，低盐饮食，多食蔬菜水果，坚持跳跃运动。若反复出现结晶则需到肾内科咨询、治疗。

5.5 尿常规异常

尿常规显示：尿酮体+-、尿胆原+1、尿胆红素+1、尿隐血+2、维生素 C+-。建议择期复查尿常规，如仍为异常，则须到肾内科咨询或进一步检查。

5.6 尿胆红素+1

尿胆红素阳性可见于：(1)劳累、压力过大、某些药物影响；(2)标本污染所致(女性的阴道分泌物或经血污染、男性的精液或前列腺液污染)；(3)各种原因所致的肝细胞性黄疸及阻塞性黄疸(需结合相关病史、皮肤黏膜黄疸、血清胆红素等检查综合判断)。建议：清洗外阴部后留中段尿复查；或结合以往病史，到消化科、肝胆科定期检查。

5.7 尿胆原阳性

正常尿液中尿胆原为阴性或弱阳性。尿中单纯尿胆原阳性，可见于肝细胞性黄疸及溶血性黄疸，但需结合相关病史方可确诊。非肝病因素尿胆原阳性，可见于便秘、严重烧伤、心功能不全及碱性尿等。建议择期复查，或结合相关病史到消化科或肝胆科进一步诊治。

5.8 尿蛋白+-

血液中常会有定量的对人类生命活动不可或缺的蛋白存在。一部分蛋白会在肾脏的丝球体中过滤进入尿液中，但又会在肾小管被吸收而回到血液中。因此，若肾脏的机能正常，在尿液中出现的蛋白量只有一点点，但是当肾脏与尿管出现障碍时就会漏出多量的蛋白变成蛋白尿。正常人尿中有微量蛋白，正常范围内定性为阴性。"尿检蛋白正负"的确是尿蛋白可疑阳性的意思。建议留清洁中段尿复查尿常规(留尿前须避免剧烈运动、发热、精神紧张等因素存在)。若仍呈阳性，则须到肾内科就诊。

5.9 尿蛋白阳性

血液中常会有定量的对人类生命活动不可或缺的蛋白存在。一部分蛋白会在肾脏的丝球体中过滤进入尿液中，但又会在肾小管被吸收而回到血液中。因此，若肾脏的机能正常，在尿液中出现的蛋白量只有一点点，但是当肾脏与尿管出现障碍时就会漏出多量的蛋白变成蛋白尿。正常人尿中有微量蛋白，正常范围内定性为阴性。若尿蛋白为阳性，建议复查尿常规，必要时做24h尿蛋白定量测定，如仍呈阳性，则须到肾内科就诊。

5.10 尿红细胞阳性

尿红细胞增多(女性首先排除月经因素)，建议复查晨尿中段尿常规，如仍高，则须到肾内科门诊进一步诊断。

5.11 尿鳞状上皮细胞偏高

若尿鳞状上皮细胞偏高，建议复查晨尿中段尿常规，如仍高，则须到肾内科门诊进一步诊断。

5.12 尿路感染

尿路感染又称泌尿系统感染，是尿路上皮对细菌侵入导致的炎症反应，通常伴随有菌尿和脓尿。但为排除尿液污染，建议再次复查尿常规，或结合相关病史，到肾内科诊治。

5.13 尿霉菌阳性

有泌尿系症状时，到肾内科治疗；如无泌尿系症状，正在服用抗生素的停用抗生素，同时注意会阴部清洁。

5.14 尿葡萄糖阳性

建议复查血糖、尿糖，检查糖耐量试验，如仍然增高，则到内分泌科就诊。

5.15　尿酸碱度偏低

尿酸碱度即尿 pH 值，正常尿为弱酸性，有时为中性或弱碱性，在很大程度上取决于饮食种类、服药及疾病类型。尿酸碱度偏低提示尿液偏酸性，其可见于进食富含蛋白质的食物，服用维生素 C、氯化铵等酸性药物，发热，痛风，酸中毒，泌尿系结石及糖尿病等情况，建议结合自身情况，排除致尿液偏酸性的原因，择期复查；或到相关科室治疗原发病。

5.16　尿酸碱度偏高

尿酸碱度即尿 pH 值，正常尿为弱酸性，有时为中性或弱碱性，在很大程度上取决于饮食种类、服药及疾病类型。尿酸碱度偏高提示尿液偏酸性，其可见于多食水果蔬菜、服用碳酸氢钠等碱性药物和噻嗪类利尿剂、碱中毒、肾盂肾炎等，建议结合自身情况，排除致尿液偏碱性的原因，择期复查；或到相关科室治疗原发病。

5.17　尿酸盐结晶阳性

尿液中的许多晶体物质，在尿液酸碱度、温度改变、代谢紊乱等因素的影响下沉淀可形成结晶。正常尿液中可见的结晶有磷酸盐结晶、草酸钙结晶、尿酸盐结晶等，无临床意义。但结晶长期大量存在则可能形成尿路结石。建议：平时多饮水，饮食低盐，多食蔬菜水果，坚持跳跃运动。若反复出现结晶，则需到肾内科咨询、治疗。

5.18　尿糖阳性、血糖正常

尿糖阳性、血糖正常的检查结果可见于妊娠期糖尿、肾性糖尿、假性糖尿等，建议择期复查尿糖。

5.19　尿酮体阳性、尿糖阴性

对于血糖正常、尿糖阴性的检查结果，建议复查尿酮体，如尿酮体仍为阳性，则须到内分泌科咨询、检查。

5.20　尿微量白蛋白检查异常

尿微量白蛋白检测能反映早期肾病、肾损伤情况，体检所留尿液为随机尿和浓缩尿，一次测定可能并无意义。为提高临床价值，采取同时测定尿微量白蛋白与尿肌酐，二者比值增高说明肾滤过功能受损，单纯的尿微量白蛋白或肌酐增高则无明显意义。

5.21　尿维生素 C 阳性

维生素 C 在体内分解成草酸，或与硫酸结合，或以原形直接从尿中排出，故从尿中检出维生素 C 可属正常状态。但长期服用维生素 C 补充品，尿维生素 C 长期增高，则可能使尿的酸度增高，不利于尿中成分的溶解，会导致草酸及尿酸结石。建议：(1)结合自身情况择期复查尿常规，或定期到泌尿科检查；(2)复查时注意留清洁尿，因男性前列腺液污染或女性阴道分泌物污染尿液会出现假阳性；(3)长期服用维生素 C 者需停药后再复查。

5.22　尿亚硝酸盐阳性

尿中亚硝酸盐呈现阳性，可见于：(1)所留标本污染(放置时间过久细菌污染，男性精液和前列腺液、女性阴道分泌物污染)；(2)某些细菌引起的泌尿系统感染；(3)亚硝酸盐引起的食物中毒。建议留清洁中段尿再次复查，必要时到肾内科进一步诊断。

5.23　尿隐血+-

隐血就是潜血，所以尿隐血就是尿潜血。正常尿液中含有极少的血红细胞，所以尿隐血是阴性，尿隐血弱阳性是做尿常规检查的结果，说明尿液里的血红细胞达到了一定的数量，即离心沉淀尿中每高倍镜视野 1 至 2 个红细胞。建议择期留中段尿复查尿常规，必要时到肾内科咨询、诊治。

5.24　尿隐血阳性

隐血就是潜血，所以尿隐血就是尿潜血。正常尿液中含有极少的血红细胞，所以尿隐血是阴性，尿隐血阳性是做尿常规检查的结果，说明尿液里的血红细胞达到了一定的数量，即离心沉淀尿中每高倍镜视野≥3 个红细胞。建议复查中段尿，如果仍然异常，需到肾内科咨询诊治。

5.25　肾病综合征史

肾病综合征可由多种病因引起，以肾小球基膜通透性增加，表现为大量蛋白尿、低蛋白血症、高度水肿、高脂血症的一组临床症候群。建议饮食低盐，避免服用肾脏损伤药物。定期复查肾功能，定期到肾内科就诊。

5.26　肾钙化斑

肾钙化斑(点)是由于肾组织细胞代谢、慢性炎症机化钙化和肾脏的微小结核自愈等原因致钙质沉积，一般不能自行消失，只有少量可以被组织吸收，若不继续发展或发生病变，一般无大碍。建议平时多饮水、定期 B 超复查(至少一年一次)，或到肾脏科咨询、检查。

5.27　肾功能衰竭

肾衰竭是各种慢性肾脏疾病发展到后期引起的肾功能部分或者全部丧失的一种病理状态。肾衰竭可分为急性肾衰竭和慢性肾衰竭。建议结合自身情况，定期到肾内科就诊。

5.28　肾皮质回声增强

肾皮质回声增强的意义是说明该区域的肾组织存在硬化和纤维化，提示可能存在肾功能受损，建议到肾内科进一步诊治。

5.29　肾萎缩

肾萎缩是指先天或后天的肾实质疾病导致的肾脏体积缩小、功能减弱。较为常见的原因有肾动脉狭窄、长期的尿路梗阻、肾动脉血栓形成和栓塞、肾结核等。建议定期复查肾脏 B 超和肾功，必要时到泌尿科或肾内科就诊。平时避免肾脏遭受外力损伤，避免服用肾毒性药物，多饮水，适当运动。

5.30　肾下垂

肾下垂是指肾脏随呼吸活动所移动的位置超出正常范围，并由此引起泌尿系统与其他方面症状。正常肾脏一般随着呼吸活动可有 3cm 之内的活动度。一般不需治疗，建议加强体育锻炼，增强腰肌及腹肌活动。

5.31　肾性高血压

肾性高血压是继发性高血压的一种，其是由于肾脏实质性病变(如急慢性肾炎、狼疮性肾炎、多囊肾、慢性肾盂肾炎、肾结核等)和肾动脉病变(肾动脉粥样硬化、先天性肾动脉异常、肾动脉炎肾动脉瘤)导致的血压升高，而长期的高血压又会造成肾损害，二者互为影响加重病情。建议结合以往病史，到肾脏内科积极治疗原发病，同时严格控制血压。

5.32　肾性糖尿

血糖正常而尿糖阳性，也称为肾性糖尿，见于服用维生素 C 和噻嗪类利尿剂的人群，也见于妊娠的妇女、慢性肾炎和肾病综合征患者等，建议结合自身的情况，择期复查尿糖、血糖和肾功能，必要时到肾内科进一步诊治。

5.33　肾盂分离

肾盂，简单地说就是肾和输尿管连接的地方。不超过 1cm 肾盂分离多数为正常现象，但也见于肾结石、输尿管畸形和肿瘤等，上述疾病导致尿液无法正常排出，于是肾盂被充盈变大而形成。建议结合自身情况到泌尿外科检查，必要时行进一步诊治。

5.34　肾脏痛风结石

肾脏痛风结石是尿酸盐沉积在肾脏引起的病损及炎症反应。建议：(1)到泌尿科进一步碎石、排石并保护肾功能治疗，必要时行手术治疗；(2)平时要改善饮食习惯，少食草酸含量高的食物(如菠菜、豆类、可可、茶叶、橘子、番茄、土豆、李子、竹笋等)，少食含嘌呤高的食物(如动物内脏、海产品)，适量摄入脂肪、糖分及蛋白质。

5.35　肾柱肥大

肾柱肥大是一种正常的变异，一般不会对身体造成不利影响。肾实质分为皮质和髓质，其中皮质伸入相邻肾椎体之间的部分称肾柱。因先天变异肾柱增大或有个别肾椎体缺如，为肾皮质替代或充填称肾柱肥大。建议定期复查肾脏 B 超。

5.36　痛风性肾病可能

痛风性肾病简称为痛风肾，是由于血尿酸产生过多或排泄减少形成高尿酸血症所致的肾损害。临床表现可有尿酸结石，小分子蛋白尿、水肿、夜尿、高血压、血尿、尿酸升高及肾小管功能损害等。建议饮食低嘌呤，多饮水，到肾内科进一步诊治。

5.37　血尿（非女性经期）

血尿分为镜下血尿和肉眼血尿（1ml 血液/1000ml 尿时）。因病因不同对机体的危害可大可小。病因可以从伴随症状进行大致的分析判断，例如：无症状血尿多考虑泌尿系统肿瘤；伴有疼痛或肾绞痛多考虑尿路结石；伴有尿痛及尿流中断多考虑膀胱结石；伴有明显膀胱刺激症状则以尿路感染、结石及膀胱肿瘤等多见。建议：(1)到泌尿科进一步查明原因；(2)平时注意劳逸结合、避免激烈运动、避免憋尿。

5.38　血尿（女性经期）

女性需首先排除经期对尿液的污染。建议复查晨尿，中段尿常规，如尿中仍有红细胞，建议监测红细胞形态，到肾内科进一步诊治。

5.39　多囊肾

多囊肾是指双肾被无数个泡沫般的囊肿充斥，几乎看不到正常的肾组织，是一种常见的遗传性肾脏病。可有腰背疼痛、肉眼血尿、高血压等肾内表现及其他肾外表现，并较早出现肾功能衰竭。建议提供相关病史及家族史，平时注意休息，忌吸烟，忌饮茶酒及咖啡，定期到肾脏病科复查，积极控制并发症，终末期患者则需采取肾脏替代治疗。

5.40　一侧肾未探及

根据病史确定一侧肾未探及的原因。如没有该侧肾切除的病史，建议做腹部CT扫描，以明确该侧肾是否真正缺如和该侧肾区情况。

5.41　游离肾

正常人的两肾分别固定在后腹腔、脊柱的两侧。游离肾是未固定而随身体姿势上下滑动的肾。常见于身体瘦长型的妇女，右肾多于左肾，严重者可有明显症状或并发肾性高血压，此时需外科手术矫治。建议根据自身情况，适度增肥，定期复查B超，必要时到泌尿外科诊治。

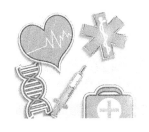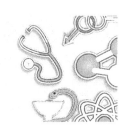

6. 神 经 科

6.1 阿尔茨海默病

阿尔茨海默病，俗称老年痴呆症，是由多种因素造成的神经退变性疾病，以进行性大脑认知功能障碍为特征，有明显记忆力降低伴随个性和行为改变，学习计算能力、日常生活工作能力、语言交流能力的持续下降。退行性脑功能障碍持续发展，最终会出现痴呆。建议到神经内科检查、治疗。

6.2 老年性脑改变

老年性脑改变为老年性脑动脉硬化后脑部改变。建议饮食清淡，勤用脑，并适当增加肢体活动以延缓大脑老化。平时注意血脂变化，增高时需调脂治疗。若出现头痛头昏、表情淡漠或痴呆等症，可到神经内科诊治。

6.3 颅内点状缺血灶

颅内点状缺血灶可能是腔隙性脑梗死的前期表现，在某种血流动力学因素或血液成分变化的诱因下发生的小动脉闭塞，脑部毛细血管发生堵塞后形成血管中空、血液不能流过、局部脑细胞缺氧坏死形成的病灶，建议结合自身情况，到神经科咨询或诊治。

6.4 慢性脑功能不全

慢性脑功能不全是一种以智能减退甚至痴呆为主要临床表现的综合征，常伴有各种躯体失调、情绪紊乱和性格改变。建议加强锻炼，稳定情绪，生活规律，注意劳逸结合。可服用调节神经功能的药物及接受理疗、电针等。症状较重者到门诊神经科进一步诊治。

6.5 脑出血后遗症

脑出血是严重的脑血管病，再次发作或出血的可能性极大。建议：(1)高度重视脑血管病的前驱症状，如头晕、记忆力减退、动作失调、说话含糊不清等，一旦出现及时就诊；(2)开展康复训练，持续、正确的康复训练可使神经功能得到不同程度的恢复；(3)积极控制脑血管病常见的危险因素，如高血压、糖尿病、高血脂；(4)定期到神经科进一步咨询、诊治。

6.6 脑电地形图临界状态

脑电图是通过精密的电子仪器，从头皮上将脑部的自发性生物电位加以放大记录而获得的图形。脑电地形图临界状态即介于正常与异常之间的一种变化。建议暂行观察，必要时3~6个月复查，如有头部不适、头痛、失眠、烦躁或记忆障碍等到神经科进一步诊治。

6.7 脑动脉弹性较差

脑动脉弹性较差是脑动脉退行性改变的表现之一。建议饮食低糖、低脂、低盐，少食过咸和油腻的食物；避免过度劳累、情绪激动等；坚持适度运动；控制好血压、血脂及血糖。可到神经内科进一步咨询或治疗。

6.8 脑动脉退行性改变

脑动脉退行性改变是脑动脉硬化的表现。建议饮食低糖、低脂、低盐，少食过咸和油腻的食物；避免过度劳累、情绪激动等；坚持适度运动；控制好血压、血脂及血糖。可到神经内科进一步咨询或治疗。

6.9 脑动脉硬化

脑动脉硬化是指脑动脉管壁增厚变硬、失去弹性和管腔变窄。建议：(1)维持适当血压，避免情绪波动，动静结合，避免过度劳累；(2)饮食注意低盐、低糖、低脂，注意摄取维生素、纤维素；(3)加强患肢功能锻炼及适当文体活动；(4)可用改善脑循环药物、降脂药物或配合理疗、针灸、按摩等；(5)定期到门诊神经科复查。

6.10 脑梗死后遗症

脑梗死是严重的脑血管病，再次发作可能性大。建议：(1)高度重视脑血管病的前驱症状，如头晕、记忆力减退、动作失调、说话含糊不清等，一旦出现应及时就诊；(2)开展康复训练，持续、正确的康复训练可使神经功能得到不同程度的恢复；(3)积极控制脑血管病常见的危险因素，如高血压、糖尿病、高血脂；(4)定期到神经科复查。

6.11 脑梗死灶

脑梗死是脑动脉粥样硬化、动脉内膜损伤、管腔狭窄、局部血栓形成致脑组织缺血、缺氧坏死引起神经功能障碍的一种脑血管疾病，多与高血压、高血脂、高血糖、高黏血症及动脉硬化等因素有关，治疗上以改善脑循环、营养脑细胞及扩张脑血管为主，可辅以中医中药、针灸治疗。建议：(1)结合以往病史，到神经科进一步咨询或治疗；(2)平时注意保持良好的生活方式及习惯，饮食低盐、低脂，避免情绪激动，定期监测血压、血脂及血糖。

6.12 脑软化灶

脑软化灶是指各种破坏性病变致脑组织坏死软化，形成囊性软化灶，分为出血性软化和缺血性软化，常见于脑出血、脑梗死脑炎及脑外伤，根据软化灶大小、多少及所在部位，可出现不同程度的神经系统和运动系统功能障碍。对已经软化的脑组织已不能逆转，治疗上主要是预防脑软化灶进一步加重或脑梗死的复发。建议在医生的指导下降脂抗凝治疗，有高血压者应积极控制血压，定期复查头颅 CT 等。

6.13 脑血管疾病后遗症

脑血管疾病后遗症是脑血管疾病后的运动障碍、认知障碍、言语、吞咽障碍等后遗症。建议：(1)饮食低盐、低糖、低脂，注意摄取维生素、纤维素；(2)避免情绪波动，动静结合，避免劳累过度；(3)肢体功能障碍者、语言功能障碍者应坚持肢体或/和语言功能的锻炼，同时注意改善脑循环，配合理疗、针灸、按摩等康复、功能的治疗；(4)定期到神经科门诊复查，有高血脂、糖尿病者需控制血糖、血脂，遵医嘱维持血压在适当水平。

6.14 脑血管血流速度降低

脑血管血流速度降低或缓慢常见于脑供血不足、脑血管扩张、远端血管梗死、脑动脉瘤等。建议结合自身状况，定期复查，必要时加做头颅 CT 检查或到神经内科咨询、诊治。

6.15 脑血管血流速度增高

血流速度增高不伴血管杂音及涡流时，多为脑血管痉挛(一般为功能性，偶为病理性)，若血流速度加快同时伴有血管杂音及涡流，多提示可能存在脑动脉硬化、脑血管狭窄等。建议结合自身状况，定期复查，必要时加做头颅 CT 检查，或到神经内科咨询、诊治。

6.16 帕金森氏病史

帕金森氏病是一种慢性中枢神经系统退化性失调引起的疾病，主要影响患者的动作技能、语言能力等，常表现为静止性震颤、肌肉僵直、运动迟缓、发音困难。建议定期到神经内科咨询、诊治。

6.17 偏头痛

偏头痛临床以发作性中重度、搏动样头痛为主要表现，头痛多为偏侧，一般持续 4~72 小时，可伴有恶心、呕吐，光、声刺激或日常活动均可加重头痛，安静环境、休息可缓解头痛。建议做经颅多普勒脑血流图检测，到神经内科治疗。

6.18 腔隙性脑梗死

腔隙性脑梗死是指大脑半球或脑干深部的小穿通动脉，在长期高血压的基础上，血管壁发生病变，导致管腔闭塞，形成小的梗死灶。建议降血压、血脂，监测血糖，可服扩血管及神经营养药物，如银杏叶片、弥可宝等药，或到神经内科诊治。

6.19 失眠症

失眠症是一种持续的睡眠质和/或量令人不满意的生理障碍。建议建立良好的睡眠习惯和正确的睡眠认知功能，纠正各种影响睡眠的因素。应避免晚上喝酒、咖啡、茶，睡前避免大吃大喝，尽量不要午睡，按时上床、起床。维持合理的睡眠环境。必要时到专科进一步诊治。

6.20 脱髓鞘性疾病

髓鞘的作用是保护神经元并使神经冲动在神经元上快速传递，髓鞘脱失会使神经冲动传递受到影响，急性脱髓鞘性疾病的神经髓鞘可以再生而恢复功能，但慢性脱髓鞘性疾病由于反复脱髓鞘与髓鞘的再生细胞增殖，使神经变粗致功能恢复不完全。建议结合自身情况，到神经内科进一步诊治。

6.21 眩晕待查

眩晕是因机体对空间定位障碍而产生的一种动性或位置性错觉。建议到五官科进一步诊治，做颈椎核磁排除颈椎病引起眩晕。饮食低盐、低脂，避免劳累、熬夜。

6.22 硬膜下积液

硬膜下积液是指硬脑膜下有液体积聚。多见于老年人，多有头部轻微外伤史或脑萎缩史。若积液量很少，或老年人脑萎缩明显、伴轻微神经系统症状的，可给予神经营养药、脑血管扩张剂、高压氧等治疗；若积液量大的，颅内有占位征象或中线结构偏移的、或合并出血，则需到脑外科进行微创手术治疗。建议结合自身情况，到脑外科进一步咨询，定期复查头颅 CT 或 MRI。

6.23 硬膜下血肿

硬膜下血肿是指颅内出血后血液积聚在硬脑膜下腔，由头部外伤、产伤等导致，可有颅内压增高、偏瘫、失语、记忆力减退、头痛等表现，出血少者多可治愈。据伤后血肿发生的时间，有急性(3 天)、亚急性(3 天~3 周内)及慢性(3 周以上)硬膜下血肿之分。建议结合自身情况，到神经外科进一步咨询、诊治。

6.24 枕大池较宽

枕大池位于颅后窝的后下部、小脑下面、延髓背侧，与第四脑室相通。其形态、大小或有无，在不同的人都有变异，枕大池稍宽或较宽，多为先天性改变，一般不会引起不适症状，无须处理，仅建议到神经科定期检查即可。

6.25　椎-基底动脉供血不足

椎-基底动脉供血不足会有眩晕、恶心、呕吐、耳鸣等症状。建议在医生的指导下服用扩血管、抗凝等药物治疗。避免卧位或蹲位突然改变，如直立位。锻炼时颈部勿过度后仰、扭转、屈曲。外出旅游不要乘坐高速旋转、快速升降设备。发作时要立即平卧并速送医院治疗，定期复查。

6.26　纵裂池内脂肪瘤

纵裂池位于两侧大脑半球之间的大脑纵裂内，分隔为左右两部。纵裂池内脂肪瘤是指长在大脑纵裂池内的脂肪瘤，为良性肿瘤，极少癌变。建议到神经科定期检查，平时注意少吃肥腻食品。

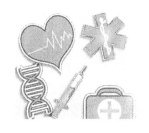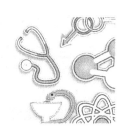

7. 血液科

7.1 白细胞减少症(<3.5×10⁹/L)

血白细胞是人体的免疫系统,白细胞减少症是指外周血中白细胞计数低于参考值下限(正常为 $4×10^9$ ~ $10×10^9$/L,下限 $3.5×10^9$/L),分为原发性减少和继发性减少,二者的病因都不太清楚,常见的有病毒感染、血液系统疾病、药物刺激等。若只是稍偏低又无其他不适症状(如乏力、头晕、低热、畏寒等),可暂行观察,择期复查即可;若是过低,则需到血液科进一步诊察。建议提供相关病史,到血液科咨询或诊治。

7.2 白细胞偏低(3.5×10⁹/L<白细胞<4×10⁹/L)

血白细胞是人体的免疫系统,在抵御病原入侵、损伤修复、机体免疫方面起着重要作用。白细胞偏低是指外周血中白细胞计数低于参考值(正常 $4×10^9$ ~ $10×10^9$/L)。白细胞计数偏低及减少常见于病毒感染、血液系统疾病、药物刺激等。若只是稍偏低又无其他不适症状(如乏力、头晕、低热、畏寒等),可暂行观察,择期复查即可;若是过低(低于 $3.5×10^9$/L),则需到血液科进一步诊察。

7.3 白细胞偏高

白细胞是循环血液中的中性粒细胞,嗜酸性、嗜碱性粒细胞,淋巴细胞及单核细胞的总称,其在抵御病原入侵、损伤修复、机体免疫方面起着重要作用。白细胞增高见于各种细菌感染、炎症、严重烧伤等。建议结合自身情况,到相关科室咨询、诊治,或择日复查血常规。

7.4 白细胞异常增高

白细胞异常增高见于严重感染、中毒和白血病等,严重感染多伴有发热等全身症状，建议结合自身情况，尽早到血液科就诊，以确定下一步诊疗计划。

7.5 白血病史

白血病是一类造血干细胞恶性克隆性疾病，它浸润组织和器官，抑制造血功能，导致不同程度贫血、出血、感染、发热以及肝脾淋巴结肿大和骨关节疼痛。其可分为很多类型，治疗方法及治疗时间长短不同，治愈率也不一样，一般5年内不复发就宣布治愈。建议遵医嘱定期检查。

7.6 单核细胞比值或绝对值异常(正常3%~10%)

单核细胞是白细胞分类中的一种，其增高常见于某些感染，如亚急性感染性心内膜炎以及某些血液病；其减少无明显意义。建议择期复查血常规，或到相关科室咨询、定期检查。

7.7 红细胞减少

红细胞减少分为生理性减少和病理性减少两种情况。生理性减少常见于部分老年人、妊娠中晚期女性、婴幼儿及15岁以前的儿童。病理性减少常见于各种贫血，如急性或慢性再生障碍性贫血、缺铁性贫血等。建议结合自身情况，择期复查或到血液科定期检查。

7.8 红细胞增多症

红细胞增多症是指单位容积血液中红细胞数量及血红蛋白量，多次检查高过参考值高限(男性红细胞计数≥$6.5×10^{12}$/L，血红蛋白≥180g/L；女性红细胞计数≥$6.0×10^{12}$/L，血红蛋白≥170g/L)。后天性增多主要因缺氧、血氧饱和度降低引起红细胞生成代偿性增加，见于高原地区居民，慢性心肺疾病如阻塞性肺气肿、肺心病、发绀型先天性心脏病、异常血红蛋白增多症等。建议结合自身情况，到专科咨询或治疗。

7.9 淋巴细胞百分比偏高、中性粒细胞百分比偏低

白细胞是循环血液中的中性粒细胞，嗜酸性、嗜碱性粒细胞，淋巴细胞及单核细胞的总称，其在抵御病原入侵、损伤修复、机体免疫方面起着重要作用。上述两

项改变，多见于病毒感染。建议结合自身情况排除病毒性感染的可能，必要时复查血常规，到呼吸科或感染科咨询或定期检查。

7.10 淋巴细胞比值或/和绝对值异常

淋巴细胞是白细胞分类中的一种，其增高多见于病毒性感染等；其减少可见于长期接触放射线和应用肾上腺皮质激素后。建议结合自身情况，择期复查血常规，必要时到呼吸科或血液科定期检查。

7.11 贫血

贫血是指人体外周细胞容量减少并低于正常范围下限的一种临床症状，由于红细胞容量测定复杂而以血红蛋白浓度来衡量。成年男性血红蛋白(HB)<120g/L 或成年女性血红蛋白<110g/L、红细胞(RBC)<4.0×10^{12}/L、红细胞比容(HCT)<0.37 视为贫血。其常见原因为红细胞生成减少、溶血及失血。建议提供相关病史(营养史、危险因素暴露史、失血史及家族史等)，到血液科进一步查明贫血原因，并接受相应治疗。平时注意补充营养，根据医生建议补充铁制剂或叶酸、维生素B12 等。

7.12 嗜碱性粒细胞比值或/和绝对值异常

嗜碱性粒细胞是白细胞分类中的一种，其异常增高见于某些白血病；其减少无明显意义。建议复查血常规，或到血液科定期检查。

7.13 嗜酸性细胞百分比偏高、嗜酸性粒细胞绝对值偏高

嗜酸性粒细胞增高可见于寄生虫病、变态反应性疾病(荨麻疹、支气管哮喘)、肺嗜酸性粒细胞增多症、某些皮肤病(湿疹、银屑病等)、何杰金病等。建议复查血常规，或结合相关病史，到专科进一步诊治。

7.14 网织红细胞计数偏低

网织红细胞计数偏低表明骨髓造血功能低下。常见于再生障碍性贫血、急性白血病以及某些化学药物引起的骨髓造血功能减退。建议结合自身情况，定期到血液科咨询或检查。

7.15　网织红细胞计数增高

网织红细胞增高表明骨髓造血功能旺盛。可见于各种增生性贫血如溶血性贫血、急性失血性贫血。建议结合自身情况，到血液科咨询或定期检查。

7.16　血白细胞分类多项异常

白细胞是循环血液中的中性粒细胞，嗜酸性、嗜碱性粒细胞，淋巴细胞及单核细胞的总称，其在抵御病原入侵、损伤修复、机体免疫方面起着重要作用。白细胞分类异常是指中性粒细胞，嗜酸性、嗜碱性粒细胞，淋巴细胞及单核细胞的比值或绝对值的增高或减少。对于白细胞分类多项指标偏离正常范围的，建议再次复查血常规，必要时到血液科进一步诊察。

7.17　血白细胞分类轻度异常

白细胞是循环血液中的中性粒细胞，嗜酸性、嗜碱性粒细胞，淋巴细胞及单核细胞的总称，其在抵御病原入侵、损伤修复、机体免疫方面起着重要作用。白细胞分类异常指中性粒细胞，嗜酸性、嗜碱性粒细胞，淋巴细胞及单核细胞的比值或绝对值的增高或减少。白细胞分类多项指标稍偏离正常范围的，一般无明显意义。建议定期复查血常规，若有持续增高趋势，则到血液科进一步诊察。

7.18　血白细胞总数偏高、单核细胞百分比偏高、单核细胞绝对值偏高

白细胞是循环血液中的中性粒细胞，嗜酸性、嗜碱性粒细胞，淋巴细胞及单核细胞的总称。上述几项偏高，常见于某些感染或某些血液病。建议结合自身情况，择期复查，或到相关科室进一步诊察。

7.19　血红蛋白增多(男>170g/L，女>160g/L)

血红蛋白是机体内负责运载氧的一种蛋白质，成年女性血红蛋白大于160g/L、成年男性血红蛋白大于170g/L为血红蛋白增多。相对增多见于某些原因致血浆中水分丢失、血液浓缩，如剧烈呕吐、严重腹泻、大面积烧伤、饮水少、大量出汗等情况，还可见于慢性缺氧性疾病如肺心病、先天性心脏病等。建议结合自身情况，

择期复查血常规。

7.20　血小板分布宽度、体积、压积及大型血小板比率为 0

当血小板体积不均，有的过大有的过小时，检验的机器不能对其进行识别，就会在检验结果栏出现"血小板分布宽度、体积、压积及大型血小板比率减低为零"的情况。在血小板总数正常的情况下，以上为"零"的数值无临床意义。只有当血小板总数也同时减低(低于 $80×10^9/L$)时，方需查明原因。

7.21　血小板偏高($>330×10^9/L$、$<400×10^9/L$)

血小板偏高($>330×10^9/L$、$<400×10^9/L$)时，建议多饮水，增加体育锻炼，必要时复查血小板。

7.22　血小板增多($>400×10^9/L$)、血红蛋白增高($>180g/L$)

血红蛋白增高可引起血液黏稠度增加，影响血液流动，而血小板增多可以影响凝血功能，两种因素都可以导致血栓形成，引起静脉血栓甚肺动脉栓塞。若体检出现此类情况，建议及时到血管外科或血液科检查及治疗。

7.23　血小板增多症

血小板增多一般见于：(1)反应性血小板增多(如感染、手术后创伤等)；(2)自发性血小板增多，见于骨髓增殖性疾病等；(3)原发性血小板增多症。建议到血液科进一步诊治。

7.24　血小板总数降低，其分布宽度、体积、压积及大型比率为 0

当血小板体积不均，有的过大有的过小时，检验的机器不能对其进行识别，就会在检验结果栏出现"血小板分布宽度、体积、压积及大型血小板比率减低为零"的情况(无临床意义)。但若同时血小板总数也减少(低于 $80×10^9/L$)，则需到血液科查明原因。

7.25 血友病

血友病为一组遗传性凝血功能障碍的出血性疾病,其共同的特征是活性凝血活酶生成障碍,凝血时间延长,终身具有轻微创伤后出血倾向。建议定期到血液科检查诊治。

7.26 血中性粒细胞百分比偏高

白细胞是循环血液中的中性粒细胞,嗜酸性、嗜碱性粒细胞,淋巴细胞及单核细胞的总称,其在抵御病原入侵、损伤修复、机体免疫方面起着重要作用。中性粒细胞增高常见于各种细菌感染、炎症、严重烧伤等。建议结合自身情况,到相关科室咨询、检查,或择日复查血常规。

7.27 原发性血小板减少性紫癜

原发性血小板减少性紫癜是一种免疫性综合病症,是常见的出血性疾病。特点是血循环中存在抗血小板抗体,使血小板破坏过多,引起紫癜。建议注意休息,预防各种感染和感冒,防止外伤。定期到血液科监测血小板计数等,必要时口服药物或者住院治疗。

7.28 增生性贫血(红细胞高,血红蛋白低)

增生性贫血由于某种原因引起红细胞破坏加速或生成减少而致外周血红细胞或血红蛋白低于正常时被称为贫血。建议择期复查排外检验误差,如果仍然存在血红蛋白偏低,到血液科进一步检查。

7.29 中性粒细胞偏低

白细胞是循环血液中的中性粒细胞,嗜酸性、嗜碱性粒细胞,淋巴细胞及单核细胞的总称,其在抵御病原入侵、损伤修复、机体免疫方面起着重要作用。中性粒细胞偏低多见于病毒感染。建议结合自身情况排外病毒性感染的可能,必要时复查血常规,到呼吸科或感染科咨询和诊治。

7.30　中性粒细胞偏高

　　白细胞是循环血液中的中性粒细胞，嗜酸性、嗜碱性粒细胞，淋巴细胞及单核细胞的总称，其在抵御病原入侵、损伤修复、机体免疫方面起着重要作用。中性粒细胞偏高需注意全身有无炎症表现，如有炎症表现建议抗炎治疗；如无炎症表现可暂行观察，必要时复查血常规。

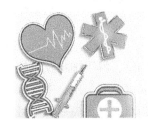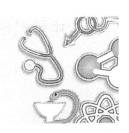

8. 骨　科

8.1　髌骨骨折

髌骨骨折是较常见的损伤，为直接暴力和间接暴力致以髌骨局部肿胀、疼痛、膝关节不能自主伸直为主要表现的骨折。建议在恢复期注意练习膝关节的伸屈活动致完全康复，或根据自身情况定期到骨科检查。

8.2　陈旧性骨折

陈旧性骨折是指肋骨骨折后，在 X 线检查时呈现中断的骨端有骨痂形成，表示骨折已愈合。陈旧性骨折无须再关注，但病理性骨折则需结合相关病史到专科定期检查。

8.3　多发性软骨瘤

多发性软骨瘤具有遗传倾向，特点为多发，常并发肢体畸形，好发于少年，表现为局部肿胀或肿块、肢体短缩弯曲变形等，并随生长发育加重。一般没有好的控制办法，在肿瘤增大到一定程度，影响肢体功能或感觉疼痛时，可考虑手术切除。建议定期到骨科检查。

8.4　股骨头置换术后

股骨头置换术指股骨颈骨折、髋关节脱位等髋部外伤及非创伤性(皮质醇的应用、酗酒)致股骨头供血中断坏死，为恢复功能而实施的手术。建议术后不要过分活动，如过多爬山、上下楼及跑步，最好采用不会增加关节负荷的运动如游泳、太极拳和体操等，平时宜穿平底鞋，定期到骨科复诊。

8.5　骨梗死

骨梗死是指骨干和骨骺端因缺血引起的骨坏死，好发于股骨下端、胫骨上端及肱骨上端，呈双侧发病，以一侧为重，主要见于应用激素、免疫抑制剂、长期酗酒者，表现为患部疼痛，累及关节时可出现关节活动障碍，X线检查早期可无明显异常发现，或表现为局部片状低密度影(故早期最理想的检查方法是 MRI)，后期可呈现局部骨密度增高或骨质硬化。建议结合自身情况，加做 CT 或 MRI 检查，或定期到骨科检查、治疗。

8.6　骨质减少

患骨质减少者，应保证每日摄入所需要的钙，适当摄入磷，但不能太多。增加含维生素 D 的食物，适当增加日光浴。应选择含钙高的食物如青菜、乳制品、虾蟹等；多选用含维生素 D 的食物如沙丁鱼、鳜鱼、青鱼、牛奶、鸡蛋等，可服乐力胶囊。

8.7　棘间韧带水肿

韧带是指连接两块骨头的索状组织，当用力不当致韧带拉伤或扭伤时，局部可出现肿胀、疼痛、瘀斑、活动受限等，属无菌性炎症，长期的慢性腰痛可导致棘上韧带、棘间韧带的炎症。建议：(1)结合自身情况，到骨科、中医理疗科检查或治疗；(2)平时注意坐姿，不要长时间弯腰或久坐，注意腰部保暖，不做剧烈运动。

8.8　脊柱侧凸(侧弯)

脊柱侧凸俗称脊柱侧弯，它是一种脊柱的三维畸形。脊柱侧弯无症状可暂不治疗。如有影响身体外形、走路姿势改变或因脊柱侧弯引起不适、疼痛者应到骨科就诊。

8.9　脊柱海绵状血管瘤

脊柱血管瘤属血管性畸形，分为毛细血管型、静脉型及海绵状血管瘤，以后者最为多见。海绵状血管瘤又分为椎体血管瘤、硬膜外血管瘤及硬膜内血管瘤。无症状者可在医生的指导下定期检查，有症状患者多数需要手术治疗。

8.10　脊柱前凸或后凸

正常人的脊柱从后面看应该是一条直线，并且躯干两侧对称。脊柱侧凸俗称脊柱侧弯，它是一种脊柱的三维畸形。一般不需治疗。如凸出情况较严重，影响身体姿势或活动，需到骨科就诊。

8.11 脊柱隐裂

脊柱在胚胎发育时期发育障碍可导致脊柱上产生不应有的裂隙。这种裂隙若仅为先天性的骨质缺陷，而没有椎管内组织从裂隙中向后膨出，就称"隐性脊柱裂"，也称"脊柱隐裂"。无症状时一般不需要治疗，可暂行观察。如有腰骶部不适、疼痛或其他异常，建议摄片复查或脊柱磁振检查，到骨科就诊治疗。

8.12 腱鞘囊肿

腱鞘囊肿是指发生于关节囊、韧带、腱鞘中的结缔组织退变引起的炎症，多与外伤、过分劳损、骨关节炎等有关，多见于手腕和足背部，呈现骨关节部肿块伴酸痛不适。建议：(1)到骨科诊治；(2)平时注意避免患病的关节剧烈活动，以防复发，可用热水冲洗患病部位及做局部按摩，促使血流通畅；(3)手指、手腕部的腱鞘囊肿，对于长时间使用电脑和鼠标的办公人员，建议每隔 1 小时休息 5~10 分钟做柔软操或局部按摩；(4)避免病变部位受压。

8.13 腱鞘炎

腱鞘炎是肌腱长期在腱鞘内过度摩擦，引起肿胀，发生的肌腱和腱鞘损伤性炎症。建议：注意休息和患处制动，可采用理疗或局部封闭保守治疗。定期到骨科复诊，必要时手术治疗。

8.14 颈椎病

颈椎病是一组以退行病理改变为基础的疾患，主要是由于颈椎长期劳损、骨质增生，或椎间盘脱出、韧带增厚，致使椎节失稳、松动，髓核突出或脱出、骨刺形成，继发椎管狭窄，刺激或压迫邻近的神经根、脊髓、椎动脉及颈部交感神经等组织，引起一系列症状和体征。建议：(1)使用颈椎保健枕头，伏案工作时，定时改变头部体位、按时做颈肩部肌肉的锻炼；(2)非急性期可用热水袋或中药热敷颈部，可服用镇静止痛、维生素等药物治疗；(3)症状加重时可配合牵引、理疗、针灸、按摩等治疗；(4)定期到骨科、康复科或神经科复查。

8.15 颈椎不稳

颈椎不稳是指在颈椎退变过程中,颈椎结构不能维持其生理平衡而致椎体位移超过其生理限度而出现的相应的临床症状。建议:(1)结合以往病史,到骨科咨询诊治,必要时加做颈椎 CT 或 MRI;(2)平时应避免长时间伏案、低头、高枕等姿势,适当进行颈部活动。

8.16 颈椎骨性融合(阻滞椎)

颈椎骨性融合(阻滞椎)是指椎体出现的先天性融合,融合分为完全和不完全性骨性融合,其常累及 2 个及 2 个以上的脊椎节段,好发于腰椎及颈椎,部分人群无特殊不适,少部分人在颈椎表现为颈部和背部疼痛、沉重并上肢发射性疼痛、麻木,颈部活动受限尤为明显,甚至关节强直,阻滞椎上下位椎体、椎板及关节突易发生骨折。建议结合自身情况,到骨科进一步咨询、诊治。

8.17 颈椎生理曲度变直

人的颈椎从侧面观察并不是直的,而是存在向前凸的生理弯曲,长时间不正确的坐姿,或是长时间的劳累、颈椎缺少活动、脊柱损伤、脊柱钙化等,就会导致颈椎生理曲度变直。建议避免长时间伏案、低头、高枕等姿势,适当进行颈部活动,最好使用颈椎保健枕头,必要时到骨科诊治。

8.18 颈椎退行性改变

颈椎退行性改变是指颈椎结构的衰变及功能的衰退,其与年龄增长,以及相关的使用过度、修复能力下降有关,它就像人类的衰老一样是不可避免的,结合自身情况,建议:(1)避免长时间伏案或低头工作,站立及坐位时保持挺胸抬头,勿高枕及乘车睡觉,家中电视屏幕高度应与人体视线平齐;(2)选择正确方式锻炼颈项肌如放风筝、蛙泳等,即尽量延长颈部后仰时间,避免反复剧烈扭动或晃动颈项等运动损伤;(3)适当补钙和维生素 D;(4)若出现头晕、双手麻木等症状,请到神经内科或骨科诊疗,必要时做颈椎核磁共振检查。

8.19 髋关节退行性变

髋关节退行性变是指由于关节软骨磨损或受损引发的髋关节结构的衰变及功能

的衰退，其与年龄增长、劳累、修复能力下降等有关。建议结合自身情况：（1）注意休息，避免长时间劳累；（2）在医生的指导下适当补充钙剂和维生素 D 制剂；（3）定期到骨科检查，必要时做髋关节磁共振检查。

8.20 髋关节置换术后

髋关节置换术是治疗各种原因导致的髋关节毁损性疾病的重要手段。行髋关节置换术后，建议：（1）早期应在医生的指导下做患肢等长收缩、关节活动度等训练，以达到预防术后并发症、重建髋关节的稳固性和恢复步行能力的目的；（2）平时走动时髋关节屈伸活动不宜超过 90 度，要避免负重、不坐矮凳、不做下蹲动作，避免过度内旋及外旋患肢，不跷二郎腿、不坐位穿鞋，避免侧身睡觉；（3）定期到骨科检查、诊治。

8.21 膝关节置换术后

膝关节置换术又称膝关节表面置换术，是指通过手术的方法用人工半月板或人工软骨替换被疾病破坏的关节面，能有效地根除晚期膝关节病痛。术后早期的持续被动练习、徒手练习、步行练习、物理因子治疗，及晚期的股四头肌肌力训练等方法，是预防膝关节置换术后并发症、改善膝关节活动范围和恢复膝关节能力的必修内容，建议术后在医生的指导下进行相应的功能训练，以达到最好的治疗效果。

8.22 膝关节退行性变

膝关节退行性变是由于关节软骨磨损或受损引发的膝关节结构的衰变及功能的衰退，其与年龄增长、劳累、修复能力下降等有关。建议减少下蹲活动，秋冬季注意保暖，疼痛时到骨科治疗。

8.23 项韧带钙化

项韧带钙化属于退变改变，多是颈部长时间伏案，一个姿势太久所致。应避免长时间伏案、低头、高枕等姿势，适当进行颈部活动，到骨科定期检查、诊治。

8.24 胸椎侧突

胸椎侧突是指脊柱的一个或数个脊椎节段向侧方凸起的脊柱畸形。一般不需治疗。有矫正要求或想了解侧弯程度者建议摄脊柱正侧位片。

8.25 腰椎持重点下移

腰椎持重点下移可能与从事的运动项目有关，长时间从事举重项目可使腰椎持重点下移。腰椎持重点下移一般不需治疗。如有腰部不适、疼痛或其他异常，到骨科就诊。

8.26 腰椎骨质增生

建议减少坐立，适当进行腰腿部肌肉锻炼(如游泳、散步)，必要时腰部摄片或行核磁共振检查，到骨科咨询、治疗。

8.27 腰椎滑脱

腰椎滑脱是由于劳损、创伤、先天发育不良等原因，造成相邻椎体骨性连接异常，致上位与下位椎体部分或全部滑移，出现腰骶部疼痛、坐骨神经痛。建议：(1)定期到骨科诊治，必要时复查腰椎 CT 或 MRI；(2)对于Ⅰ度以内的滑脱，可卧床休息、避免搬重物及激烈活动，佩戴支具、做腰背肌及腹肌锻炼；(3)严重者则需骨科手术治疗。

8.28 腰椎椎间盘病变

腰椎间盘病变包括腰椎间盘膨出、突出及脱出，是临床上引起腰腿痛的常见病因之一。多是由于年龄增长、劳损及外伤等综合因素引起。建议：(1)减少坐立和腰部前倾时间，保持良好的坐姿，适当进行腰部功能锻炼，增加腰部向后伸展锻炼；(2)适当服用钙剂和维生素 D 制剂；(3)疼痛时可理疗、牵引、局部封闭或骨科综合治疗；(4)睡床以木板床等硬床为佳；(5)必要时做腰椎核磁共振检查，到骨科就诊。

8.29 椎管狭窄

椎管狭窄分为先天性和后天性，后天性是由于椎间盘突出椎体增生、后纵韧带、黄韧带增生肥厚钙化或骨化等刺激脊髓神经及周围血管，造成神经血管发生炎症粘连充血水肿，导致椎管狭窄的发生。建议结合自身情况，到骨科咨询或治疗。

8.30 椎间盘膨出

　　椎间盘是位于两个椎体之间、提供稳定功能的"软垫"，它由髓核及外周包裹的纤维环组成，当髓核因某种原因向外膨出而纤维环完好未破裂时称为椎间盘膨出，可能对脊神经纤维脊神经根产生机械性压迫，引起颈肩、腰腿疼痛、麻木等一系列临床症状，未压迫神经可无症状。建议：(1)减少坐立，适当腰部功能锻炼，有临床症状时可做牵引、推拿、封闭等治疗；(2)定期到骨科就诊，必要时手术治疗；(3)平时睡硬板床，注意腰间保暖不要受寒，不要做弯腰又用力的动作(如拖地板)，急性发作期尽量卧床休息。

8.31 椎间盘突出

　　椎间盘是位于两个椎体之间、提供稳定功能的"软垫"，如椎间盘的纤维环破裂髓核突出，脊髓神经根和脊髓受到刺激或压迫，产生颈肩、腰腿疼痛、麻木等一系列临床症状，称椎间盘突出症。不同程度、不同症状的椎间盘突出症，其采取治疗的方法也有所不同。建议：(1)到骨科进一步咨询、治疗；(2)平时睡硬板床，注意腰间保暖不要受寒，不要做弯腰又用力的动作(如拖地)，急性发作期应尽量卧床休息。

8.32 椎体骨质增生

　　患椎体骨质增生者应避免长时间伏案、低头、高枕等姿势，适当进行颈部活动。建议使用颈椎保健枕头，到专科进一步治疗。

8.33 椎体血管瘤

　　椎体血管瘤(椎体海绵状血管瘤)为脊柱血管瘤的一种类型，属血管性畸形，以胸椎为多见(占60%)，大部分病例无症状，只有当椎体病变向硬膜外进展时方可出现相应症状，该病常需与脂肪瘤、转移瘤及结核相鉴别。建议结合自身情况，到骨科进一步诊察。

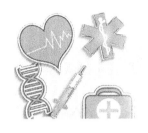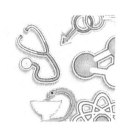

9. 普 外 科

9.1 保胆取石术

保胆取石术是针对部分胆囊功能良好、有强烈保胆意愿的胆石症患者施行的在纤维胆道镜直视下取出胆囊内结石的微创手术，其避免了因胆囊切除后引起的并发症。建议术后定期腹部 B 超检查及外科检查，平时注意饮食清淡，坚持进食早餐以促进胆囊收缩和胆汁的排泄。

9.2 肠梗阻手术

任何原因引起的肠内容物通过障碍统称肠梗阻。肠梗阻腹部手术后会遗留腹腔的粘连与肠粘连。建议：（1）避免过度劳累、适量运动；（2）加强营养，以高营养、高蛋白、易消化的饮食为主，充分咀嚼食物以减轻胃的负担；（3）胃肠道是易受情绪影响的器官，需避免大喜大悲。

9.3 胆道术后残留结石

胆道术后残留结石是指胆道结石手术后发现的残留结石。建议饮食清淡，如有右上腹疼痛、不适，行消炎利胆对症治疗，必要时到肝胆外科进一步诊察或手术治疗。

9.4 胆囊多发结石

胆囊多发结石常见症状为消化不良、胆绞痛及其诱发的胃病，少见的是梗阻性胆管炎、胆源性胰腺炎。建议：（1）饮食低脂、低蛋白，戒酒，防治胆源性胰腺炎；（2）若有临床症状，予消炎利胆及对症治疗；（3）若症状明显，频繁疼痛，则可行手术治疗；（4）定期 B 超复查。

9.5 胆囊切除术后综合征

行胆囊切除术后，胆管内残留结石等原因致原有症状不消除甚至加重(如上腹疼痛不适、嗳气、厌油腻、呕吐等)，称为胆囊切除术后综合征。建议：(1)到肝胆外科进一步查明原因并治疗；(2)平时宜饮食清淡、易消化，不宜摄入高脂肪食物，限酒或戒酒；(3)定期 B 超复查，了解肝及胆管情况。

9.6 胆囊息肉

胆囊息肉无症状时暂不需药物治疗，饮食清淡，观察，每6~12 个月 B 超复查息肉情况，息肉超过 1cm 以上，或近期内息肉生长迅速或有其他异常者可考虑手术治疗。

9.7 胆囊炎

胆囊炎多由胆汁滞留、细菌或寄生虫入侵所致。建议饮食清淡，以低油类的瘦肉、鱼肉、豆制品、蔬果为主，禁辛辣、酒类等刺激性食品。定期到消化科诊察，定期复查 B 超，必要时予消炎利胆治疗。如有右上腹剧痛并向左肩部放射，伴有恶心、呕吐、发热甚至出现黄疸时，则立即到医院就诊。

9.8 胆囊炎并结石

胆囊炎并结石多由于胆汁滞留、细菌或寄生虫入侵、加胆固醇代谢增高等综合因素存在所致。建议：(1)饮食清淡，以低油类的瘦肉、鱼肉、豆制品、蔬果为主，禁辛辣、酒类等刺激性食品；(2)定期到消化科诊察，定期复查 B 超，必要时行消炎利胆治疗；(3)结石直径>1cm 有症状的，可考虑择期手术治疗；(4)如有右上腹剧痛并向左肩部放射，伴有恶心、呕吐、发热甚至出现黄疸时建议立即到医院就诊。

9.9 胆囊肿大

胆囊肿大可见于急性胆囊炎及慢性胆囊炎。导致原因有三：结石在胆囊颈阻塞引起梗阻、胆汁淤积；大肠杆菌、产气杆菌、绿脓杆菌等细菌感染；高浓度胆汁酸盐化学性刺激胆囊黏膜致急性炎症。建议结合相关病史或症状，到肝胆外科检查或治疗。

9.10 腹股沟疝修补术后

疝气是指人体的某个器官或组织不在它该在的地方，而经过薄弱处或孔隙进入另一部位。腹股沟疝是指腹腔内脏通过腹股沟区的缺损向体表突出所形成，分为斜疝和直疝两种。老年人因咳嗽、便秘、前列腺增生导致排尿困难等致腹压增高，易诱发疝气的发生，会出现疝块增大、局部疼痛，甚至阵发性腹部绞痛、疝嵌顿、绞窄性疝。建议术后：(1)结合自身情况，到普外科咨询、诊察；(2)平时注意保持大便通畅，避免屏气用力大便和提重物，防治咳嗽，保持心情愉悦，避免生气，避免高强度的运动。

9.11 肝内胆管积气

肝内胆管积气一般是由于胆结石、胆道狭窄、肿瘤压迫等引起的胆道梗阻并积气。建议定期复查 B 超。无症状时无需治疗。若出现腹痛、发热、黄疸等症时可到肝胆科就诊以排除胆管炎可能。

9.12 肝内胆管结石

肝内胆管结石是胆管结石的一种类型，一般为胆红素结石，当并发梗阻时易引起局部感染及继发性胆管狭窄。建议根据自身情况(如有无上腹疼痛、高热、黄疸史)，定期到肝胆外科诊察，或进一步做 CT、胰胆管造影等检查以明确诊断，必要时行手术治疗。平时注意养成良好的生活习惯，避免食用刺激性食物并戒烟酒，定期复查 B 超，避免梗阻发生或出现并发症。

9.13 肝血管瘤

肝血管瘤是一种较为常见的肝脏良性肿瘤，以海绵状血管瘤最为常见，其生长缓慢，预后良好，多无症状或症状轻微。建议：(1)直径小于 5cm 的血管瘤可定期诊察，或做肝 CT 增强扫描以排除肝脏其他病变；直径超过 5~10cm 的血管瘤，则直接到肝胆外科治疗；(2)在观察期，应避免外力撞击肝区，以免血管瘤破裂。

9.14 肛管结节

肛管结节是指肛管及其周围的结节状突起，其病因主要有肛管息肉、炎性假瘤及癌肿。早期易与湿疣、血栓性外痔相混淆。建议尽早到外科门诊就诊，做局部活检以明确诊断，并及时治疗。

9.15 肛管息肉

肛管息肉是指发生在肛管上的新生物，多由粪便慢性刺激而引起，呈现带蒂的圆形或椭圆形肿物，为常见的良性肿瘤。建议：(1)到肛肠科进一步明确诊断；(2)平时注意养成定时大便的习惯，便后温水清洗肛门；(3)忌久坐、久立、久行和劳累过度；(4)忌食辛热油腻、粗糙及多渣食品，忌烟酒咖啡；多食清肠热通便的食品。

9.16 肛裂

肛裂是指肛门缘到齿状线的肛管组织表面裂开反复不愈的病症，常有肛门疼痛、便血和便秘，如果治疗不及时，裂口反复发炎感染，还会形成肛周脓肿及肛瘘。建议：(1)到肛肠外科门诊诊治，如有症状加重，疼痛剧烈、大便后滴鲜血要及时治疗；(2)平时多吃蔬菜水果，保持大便通畅，热水坐浴后局部涂敷油脂类药物。

9.17 肛瘘术后

肛瘘是肛门直肠周围脓肿破溃或切开后不能愈合而形成的瘘管。手术后需注意：(1)便后及睡前用温水清洗肛门，或坐浴，以保持肛门的清洁；(2)保持大便通畅，晨起时宜空腹喝蜂蜜水，宜食粗纤维食物以加强蠕动促进排便；(3)防止腹泻或便秘，以减少粪便对肛瘘内口的刺激；(4)饮食营养清淡，避免辛燥油腻的食物，戒掉烟酒、饮浓茶的习惯；(5)定期到肛肠外科诊察。

9.18 肛门皮赘

肛门皮赘是指一种柔软、与皮色一致的、通过一个细状蒂样组织附着在肛门表面的增生物。建议到普外科行手术摘除治疗。

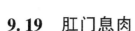

9.19　肛门息肉

肛门息肉是指发生在肛管或直肠黏膜上的新生物，多由粪便慢性刺激而引起，多为单发，呈现带蒂的圆形或椭圆形肿物，为常见的良性肿瘤。建议：（1）到肛肠科进一步诊治；（2）平时注意养成定时大便的习惯，便后温水清洗肛门；（3）忌久坐、久立、久行和劳累过度；（4）忌食辛热油腻、粗糙及多渣食品，忌烟酒、咖啡；多食清肠热通便的食品。

9.20　肛门狭窄

肛门狭窄是指各种原因导致肛管变窄出现排便困难、大便变细、便时或便后肛门疼痛的肛管疾病。建议积极治疗原发病，并到肛肠科行中药熏洗后手法扩肛等治疗；平时避免食用辛辣刺激性食物。

9.21　肛乳头肥大

肛乳头肥大是正常肛乳头因慢性炎症刺激所致纤维结缔组织增生。建议避免久坐，定期到肛肠外科诊察，必要时口服药物或者手术治疗。

9.22　肛周白斑

肛周白斑指肛门周围皮肤黑色素脱失引起的皮肤病。建议到专科进一步检查治疗。

9.23　脾血管瘤

脾血管瘤是脾血管先天性的血管发育异常，或后天的血管内皮细胞异常增殖形成。常见有毛细血管瘤及海绵状血管瘤。治疗手段有手术切除、冷冻治疗、硬化剂治疗等，需根据血管瘤类型、大小、所在位置及患者年龄来决定治疗方法。建议到外科咨询诊察，必要时做 CT 检查进一步明确。

9.24　疝气

疝气是指人体的某个器官或组织不在它该在的地方，而经过薄弱处或孔隙进入另一部位的现象。疝气常见的有腹壁疝、脐疝、腹股沟疝(斜疝和直疝)、切口疝等。切口疝是指手术切口深处的筋膜层裂开或未愈合所致，术后腹胀、术后伤口感染、切口过长等是发生切口疝的主要原因。治疗上可用聚丙烯材料疝修补网片进行修补手术。建议到医院普外科进一步咨询或手术。

9.25 脱肛

脱肛也称直肠脱垂，即肛管直肠外翻脱垂于肛门外。初期感觉直肠胀满和排便不尽。长期脱垂将致阴部神经损伤产生肛门失禁、溃疡肛周感染、直肠出血、脱垂段水肿甚至坏死。建议尽早到肛肠外科治疗。平时注意避免进食辛辣食物，以免加重病情。

9.26 痔疮

痔疮是直肠黏膜末端和肛管皮肤下的静脉丛发生淤血、扩张和屈曲所形成的柔软静脉团。久站、久坐、便秘、长期饮酒及进食大量刺激性食物是主要诱因。根据部位分为外痔、内痔及混合痔。混合痔脱出肛门呈梅花状时称环形痔。建议：(1)避免久坐、久蹲便盆，保持大便通畅；禁忌辛辣食品；(2)加强臀部肌肉锻炼和提肛运动，促进肛门周围血液循环；(3)有疼痛或急性炎症时到外科治疗。

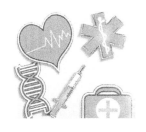
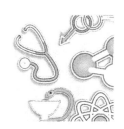

10. 胸 外 科

10.1 肠源性囊肿

肠源性囊肿，也称神经管和原肠囊肿，发病部位多位于椎管内，主要病因是胚胎残余组织异位，属于先天性疾病。建议到胸外科进一步诊治，必要时行手术治疗。

10.2 冠脉搭桥术后

冠脉搭桥术可缓解曾经堵塞的冠脉，但不能预防未来冠脉硬化的进展。故建议：(1)坚持对生活方式的控制：戒烟、饮食清淡、减少食盐的摄入，少食高脂肪、高热量的食物；(2)保持乐观豁达的心态，适度的活动，如感心跳加快、头晕、乏力、脉搏不规则等及时和医生联系；(3)遵医嘱长期按时按量服药，不得私自停药或加减量；(4)定期到心脏科诊察，复查血糖、血脂、心电图，甚冠脉 CT。

10.3 漏斗胸

漏斗胸是一种先天性的胸廓畸形，一般不需治疗，但是如果患病年龄较小，漏斗胸畸形严重，影响胸内脏器发育时，建议手术治疗。

10.4 男性乳腺增生

男性乳腺增生又称男性乳腺肥大。男性体内除占主导地位的雄性激素外，睾丸和肾上腺还产生少量雌激素。正常情况下，男性的乳腺在雄性激素作用下处于不发育状态。男性乳房增生的发病年龄有两个阶段：青春期和更年期，主要原因是在这两个年龄段内分泌较易发生失调致雌激素增多。建议：(1)保持情绪稳定，避免过度紧张、忧虑和悲伤；(2)改变饮食习惯，少食油炸食品、动物脂肪及补品；(3)多运动，防止肥胖；劳逸结合，生活规律，避免熬夜及过量烟酒；(4)若出现乳房胀痛、肿块、溢乳，应及时到乳腺科就医。

10.5　乳癌术后

建议：(1)平时注意保持乐观积极的心态，防止"恐癌"情绪，尽早恢复工作和社交，避免自闭心理；(2)注意均衡营养，饮食多样化，并多食富含维生素 C、维生素 A 及维生素 E 的食品，多食绿色蔬菜及水果；(3)在医生的指导下定期到医院复查。

10.6　乳头凹陷

乳头凹陷多为先天性改变，不需处理。若为年轻女性有美容需求，或哺乳前妇女可能影响哺乳的，可行矫形治疗。若乳头凹陷同时伴有异常泌乳，或乳房皮肤橘皮样改变等，则需到乳腺科就诊查明原因。

10.7　乳腺导管病变

建议：(1)到乳腺科进一步观察乳腺有无溢液并涂片；必要时复查钼靶或做核磁共振检查；(2)平时注意乳晕区的清洁，避免穿过紧的上衣及乳罩；(3)多食富含维生素的新鲜果蔬，注意劳逸结合，多参加体育锻炼，以增强体质，提高自身免疫力。

10.8　乳腺导管扩张(症)

乳腺导管扩张(症)是非哺乳期妇女最常见的一种疾病，可能为乳头内陷、畸形、不洁或外来毛发纤维、导管退行性变等引起乳孔堵塞，导管内分泌物积聚致导管扩张、厌氧菌感染。急性期可见乳晕范围内皮肤红肿发热触痛、甚乳头泌乳。建议：(1)根据自身情况定期到乳腺科诊察或治疗；(2)平时注意乳晕区的清洁，避免穿过紧的上衣及乳罩；(3)注意劳逸结合，多参加体育锻炼，多食富含维生素的新鲜果蔬，以增强体质，提高自身免疫力。

10.9　乳腺钙化斑

乳房内的粗大的钙化斑(灶)多为乳房的良性病变，如乳房内动脉的老化、陈旧性的损伤及炎症等；若为乳房局部多个细小的钙化点或钙化点聚集成簇，则建议到乳腺科进一步检查，或加做乳腺钼靶检查，或3~6个月定期乳腺B超复查，以排除乳腺恶性肿瘤的可能。

10.10　乳腺结节

乳腺结节常见于乳腺增生、乳腺良性肿瘤(如乳腺纤维瘤、分叶状肿瘤等)以及乳腺恶性肿瘤(乳腺癌)。建议结合自身情况加做乳腺钼靶或核磁共振检查，到乳腺外科进一步咨询、诊察。

10.11　乳腺纤维瘤

乳腺纤维腺瘤是乳腺疾病中最常见的良性肿瘤，少数可发生恶变。可见于青春期后的任何年龄，其发生与雌激素刺激有关。临床常见的有两种情况：一种是单纯的腺纤维瘤，另一种是乳腺增生伴发的腺纤维瘤。乳腺包块是其唯一症状。手术治疗是最有效的治疗手段。建议结合乳腺钼靶检查，到乳腺科进一步明确诊断。

10.12　乳腺纤维瘤术后

乳腺纤维腺瘤(纤维瘤、腺瘤)是由于体内雌激素水平失衡，引起乳腺上皮组织及纤维组织过度增生、结构紊乱而形成的良性肿瘤，多表现为乳房无痛性包块，好发于青年女性，但对于妊娠后、特别是绝经后妇女乳房的无痛性包块，需加以重视，建议术后：(1)掌握乳腺自我检测方法，坚持每月自查乳房1次；(2)定期到乳腺外科诊察，定期做乳腺B超或/和乳腺钼靶检查；(3)平时养成良好的生活饮食习惯，控制高脂肪、高热量食物的摄入，不乱服外源性雌激素，保持心情舒畅，避免或减少心理紧张因素。

10.13　乳腺增生伴增生结节

增生是乳腺最常见的一种非肿瘤非炎症的病变。与内分泌失调或精神情志(情绪不稳定心情不畅)有关。建议：(1)保持乐观情绪，避免抑郁和发怒，劳逸结合；(2)佩戴合适的，起到支持、保护作用的乳罩；(3)适当参加体育运动，增强自身免疫功能；(4)饮食清淡，忌食或少吃辛辣食品。

10.14　乳腺脂肪瘤

脂肪瘤为良性肿瘤，一般不会引起严重后果，但会有疼痛、不适，瘤体可以长大。建议到乳腺科诊察，必要时行手术治疗。

10.15 双侧乳腺增生

增生是乳腺最常见的一种非肿瘤非炎症的病变。与内分泌失调或精神情志(情绪不稳定心情不畅)有关。建议：(1)保持乐观情绪，避免抑郁和发怒，劳逸结合，避免过度劳累；(2)佩戴合体、支撑、保护作用的乳罩；(3)坚持运动锻炼，增强自身免疫功能；(4)饮食清淡，忌食或少吃辛辣刺激性食品，不过多食用含激素类的滋补品；(5)可选择中医中药治疗；(6)提高自我保健意识，经常自查乳腺，若发现乳房包块、乳头溢液等建议及时到乳腺科就诊；(7)虽增生是良性病灶，但可能会增加发生乳腺癌的机会，故要关注小叶增生的后续发展，定期到乳腺科诊察，行乳腺 B 超或钼靶复查，或乳腺磁共振检查。

10.16 双乳哺乳期改变

产后 2~3 天乳房在垂体分泌催乳素的作用下迅速胀大并坚实，随着哺乳乳汁排空、充盈、再排空，乳房可出现胀痛或胀痛消失。建议此时期妇女注意哺乳期卫生及保健，预防乳腺炎的发生。

10.17 双乳退化不全

乳腺退化不全不属于疾病状态，一般不需治疗。注意观察乳腺情况，必要时行钼靶复查。

10.18 双乳假体植入

乳腺假体植入适用于小乳症、单纯美容需求隆胸者及乳房缺损者等。建议注意观察双侧乳腺的高低及柔软度改变，定期到乳腺科或原手术机构复查。

10.19 双乳腺腺体萎缩

乳腺腺体萎缩受哺乳、雌孕激素、性刺激的影响，若因哺乳或断奶后出现，则应加强营养和保健；闭经后乳腺萎缩则属正常现象。建议结合自身情况，到乳腺科咨询、诊察。

10.20　先心病术后

先心病是指在胚胎发育时期心脏及其大血管形成障碍或发育异常致解剖结构异常，或出生后应自动关闭的通道未闭合，有房间隔缺损、室间隔缺损及动脉导管未闭等，此类病人常易患肺炎、心衰、细菌性心内膜炎(除外房缺)，外科手术、介入治疗可根治本病，手术最佳时期为幼儿期及青少年期。建议遵循手术医生的嘱咐进行复查或开始正常生活。

10.21　心脏瓣膜置换术后

心脏瓣膜置换术是一种以人工瓣膜替换原有病变或异常心脏瓣膜的心血管外科手术，术后病人能改善心功能，提高生活质量。建议：(1)定期专科复查，遵医嘱服药，不擅自停药；(2)平时注意饮食清淡，控制盐及水的摄入量，戒烟戒酒，选用营养易消化的食物，如瘦肉、鱼肉、鸡蛋及水果、时令蔬菜等；(3)在抗凝治疗中忌食菠菜、番茄、猪肝等含维生素 K 的食物；(4)适度活动，增强机体免疫功能，避免上呼吸道感染。

10.22　胸腺瘤

胸腺瘤是源于胸腺上皮细胞的原发性肿瘤，多位于前上纵隔，其生长缓慢，分侵袭性和非侵袭性，其良恶性需依据有无包膜浸润、临近器官侵犯或远处淋巴结转移来判定，常伴重症肌无力、粒细胞减少症、红细胞发育不良、胶原血管病、胃肠道疾病等副瘤综合征，手术切除是治疗的最有效方法。建议及时到胸科进一步诊治。

10.23　纵隔囊性病灶

纵隔囊性病灶大多为先天性发育异常所致，因来源不同而有气管、支气管囊肿，食管囊肿，胃肠囊肿，心包囊肿，胸腺囊肿等之分，有时要与纵隔肿瘤相鉴别。建议到胸科就诊，加做纵隔 CT 增强扫描以明确诊断。

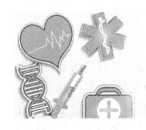
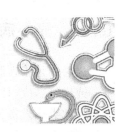

11. 泌尿外科

11.1 包茎

包茎为包皮外口过窄，包皮不能翻转，易造成包皮垢存留、冠状沟炎症及性交疼痛等。建议到泌尿科手术治疗。

11.2 包皮过长

包皮过长是指包皮覆盖尿道口但能上翻，多与遗传有关。建议手术治疗为妥；不愿手术者建议经常上翻清洗包皮，以保持清洁，防止感染，并定期到泌尿外科诊察。

11.3 附睾结节

附睾结节是指在睾丸的上端产生的结节，多为睾丸炎所引起。建议到专科进行抗炎等治疗；平时要学会自我调节心理压力，饮食上避免吃太过刺激的食物，不做剧烈运动，注意卫生。

11.4 附睾肿大

附睾肿大是指阴囊皮肤及其内含物(阴囊壁或鞘膜睾丸、附睾和精索)有病变(炎症、寄生虫、肿瘤等)，或腹腔内容(内脏、腹水)等下降进入阴囊致使阴囊体积增大。建议结合相关病史，到泌尿科进一步咨询或治疗。

11.5 复合肾(重复肾)

复合肾为先天性畸形，又叫重复肾，在外表上是一个完整的肾，但一个肾有两个肾盂、两个输尿管。一般无症状。若并发感染、肾积水、结石形成以及输尿管异位开口引起尿失禁者，需到泌尿科治疗。建议结合自身情况，到泌尿外科定期诊察。

11.6 海绵肾

海绵肾指发生在肾髓质的囊肿性疾病，为先天性发育异常，多在 40~50 岁发病，肾功能一般无影响。当无感染、出血、结石伴随时可无临床症状。建议定期到泌尿科检查或诊治。

11.7 精囊囊肿

精囊囊肿为精囊的良性病变，囊肿较小、症状轻、年轻患者以保守治疗为主。定期按摩，定期检查。囊肿大于 2.5cm、症状明显者可考虑手术治疗。建议结合自身情况，定期到泌尿外科检查。

11.8 精索静脉曲张

精索静脉曲张是指精索静脉血流淤积出现静脉丛异常扩张、迂曲和变长，是男性常见的泌尿生殖系统疾病，单侧患病不影响生育。多数无自觉症状，少数患者可在直立时出现阴囊肿胀、坠胀疼痛感。治疗上以手术治疗为主，辅以口服"迈之灵"等。建议到外科咨询、检查，或进一步做彩色多普勒血流检查明确其程度。

11.9 精索静脉曲张术后

精索静脉曲张是指精索静脉血流淤积出现静脉丛异常扩张、迂曲和变长，是男性常见的泌尿生殖系统疾病，单侧患病不影响生育。多数无自觉症状，少数患者可在直立时出现阴囊肿胀、坠胀疼痛感。为避免术后复发，建议：（1）定期到外科复查；（2）平时避免剧烈运动及重体力劳动；不要久站、久立，不吸烟、不饮酒，饮食宜清淡，少食辛辣刺激性食物，注意营养均衡，可有效防止复发。

11.10 慢性膀胱炎

慢性膀胱炎是一种临床常见的尿路感染疾病，常伴有尿频、尿痛、血尿等多种症状，具有顽固性及易发性。建议：（1）到肾内科或泌尿科规范、足疗程地抗炎治疗；（2）平时养成及时排除小便的习惯，注意外阴部卫生，勤换内裤、避免穿紧身不透气的裤子，不使用公共浴盆或浴池洗浴；（3）饮食上避免辛辣刺激性的食物。

11.11　膀胱、前列腺切除术后

膀胱、前列腺同时切除手术，常见于膀胱癌时所行的根治术，即将膀胱全部切除及周围淋巴结进行清扫，在建立新的储尿囊的同时，将前列腺、精囊腺、输精管一并切除。建议术后选择多食一些抗膀胱和尿道肿瘤的食物，如甲鱼、海蜇、紫菜、蟾蜍、蛤蟆、田螺、玳瑁等，并注意饮食的多元化，避免进食刺激性食物；定期到泌尿外科检查。

11.12　膀胱、子宫切除术后

膀胱癌手术是将膀胱全部切除及周围淋巴结进行清扫，建立新的储尿囊的手术，女性膀胱根治术则需将子宫、宫颈及部分阴道切除，可选择性保留卵巢。建议术后选择多食一些抗膀胱和尿道肿瘤的食物，如甲鱼、海蜇、紫菜、蟾蜍、蛤蟆、田螺、玳瑁等，注意饮食的多元化，避免进食刺激性食物。

11.13　膀胱癌术后

膀胱癌是指发生在膀胱黏膜上的恶性肿瘤，吸烟和长期接触芳香胺类化学物质是膀胱癌的两大危险因素，无痛性血尿是其主要临床表现。建议术后定期到泌尿外科复查；平时注意生活规律，饮食清淡，禁烟禁酒，禁食熏制、腌制、煎炸、发霉、辛辣刺激性食物，可选择多食一些抗膀胱和尿道肿瘤的食物，如甲鱼、海蜇、紫菜、蟾蜍、蛤蟆、田螺、玳瑁等，并注意饮食的多元化。

11.14　膀胱部分切除术后

膀胱部分切除术多用于发生膀胱顶部的无蒂或短蒂的恶性肿瘤、无周围组织浸润时。建议术后选择多食一些抗膀胱和尿道肿瘤的食物，如甲鱼、海蜇、紫菜、蟾蜍、蛤蟆、田螺、玳瑁等，并注意饮食的多元化，避免进食刺激性食物；定期到泌尿外科检查。

11.15　膀胱内沉积物

引起膀胱内沉积物的因素很多，需结合临床表现、膀胱镜检查来综合判断。建议：(1)到泌尿科进一步诊察；(2)平时注意饮食，多食富含纤维的粗粮，并减少蛋白质(肉类、干酪、鱼和鸡)及钠盐的摄入，勿食富含草酸盐或尿酸盐的食物，如豆类、芹菜、菠菜、油菜、腌带鱼、浓茶及动物内脏、海产品等。

11.16 膀胱结石

成人膀胱结石的主要成分为草酸钙、磷酸盐及尿酸盐的混合物，营养不良、下尿路感染、梗阻、膀胱异物及代谢性疾病均可继发膀胱结石，结石长期对膀胱黏膜的刺激可能会引发膀胱癌。建议：(1)到泌尿外科就医，在医生评估后选择腔内手术、体外冲击波碎石或切开膀胱取石等方式治疗；(2)平时饮食注意多食富含纤维的粗粮，并减少蛋白质(肉类、干酪、鱼和鸡)及钠盐的摄入，勿食富含草酸盐或尿酸盐的食物，如豆类、芹菜、菠菜、油菜、腌带鱼、浓茶及动物内脏、海产品等。

11.17 膀胱憩室

膀胱憩室是由于某种原因(先天或获得性)引起膀胱壁变薄或黏膜自逼尿肌纤维之间向外突出所致，膀胱壁局部呈囊袋状样膨出。可无自觉症状，但并发感染结石肿瘤时可出现梗阻现象(二次排尿、膀胱刺激症状等)，膀胱造影和静脉肾盂造影是主要的诊断方法。建议到泌尿外科进一步诊察。

11.18 膀胱显示不清

憋尿不充分会导致膀胱充盈度不够，进而不能充分撑开膀胱壁而影响 B 超下膀胱显像和观察。建议择期在憋尿充分的情况下复查泌尿系 B 超。

11.19 前列腺结节

前列腺结节多发生于 50 岁以上的男性，常见疾病有前列腺癌、良性前列腺增生、慢性前列腺炎、生殖系统结核、前列腺结石等。建议：(1)定期到泌尿科检查，45 岁以上人群建议每年抽血查 TPSA 及 FPSA，关注增生性结节有无变化，必要时加做前列腺核磁共振检查；(2)限酒或禁酒，多摄入水果、蔬菜、不饱和脂肪酸、亚油酸和维生素 D；(3)避免久坐和憋尿。

11.20 前列腺囊肿

前列腺囊肿是前列腺腺体先天性或后天性的原因(炎症、寄生虫等)而发生的囊性改变，直径约 1~2cm。囊肿压迫尿道或膀胱颈时可出现尿流受阻。建议：(1)小的囊肿、无压迫症状的囊肿，可 1 年或半年复查 1 次；(2)若囊肿长大则需到泌尿科抽水等治疗。

11.21 前庭大腺囊肿

前庭大腺囊肿是由于前庭大腺管阻塞、分泌物积聚而成。腺管阻塞常见的原因有：前庭大腺炎症后、分娩时会阴及阴道裂伤后、先天性腺管狭窄等。无感染的小囊肿一般无症状，大的囊肿可有坠胀感。建议结合相关病史，定期到妇科检查，必要时行穿刺检查或手术治疗。

11.22 肾错构瘤(<4cm)

肾错构瘤是一种实质性占位病变，又称肾血管平滑肌脂肪瘤，极少数会发生癌变。其主要危害是瘤体破裂出血带来相应并发症。建议：(1)小于 4cm 的，中西医结合治疗，并定期复查 B 超观察瘤体大小变化；(2)平时注意保持心情舒畅，切实避免震怒暴怒，不宜激烈运动，防止过分用力；(3)饮食选新鲜清淡可口又富有营养的食物。

11.23 肾错构瘤(≥8cm)

肾错构瘤是一种实质性占位病变，又称肾血管平滑肌脂肪瘤，极少数会发生癌变。其主要危害是瘤体破裂出血带来相应并发症。建议：(1)大于 8cm 的建议手术治疗；(2)平时注意保持心情舒畅，切实避免震怒暴怒，不宜激烈运动，防止过分用力；(3)饮食选新鲜清淡可口又富有营养的食物。

11.24 肾错构瘤(4~8cm)

肾错构瘤是一种实质性占位病变，又称肾血管平滑肌脂肪瘤，极少数会发生癌变。其主要危害是瘤体破裂出血带来相应并发症。建议：(1)瘤体在 4~8cm 大小的，到泌尿科就诊，遵医嘱保守治疗或手术治疗；(2)平时注意保持心情舒畅，切实避免震怒暴怒，不宜激烈运动，防止过分用力；(3)饮食选新鲜清淡可口又富有营养的食物。

11.25　肾积水

肾积水分为先天性与后天性，以及泌尿外系与下尿路原因造成的积水，但大部分积水是由于肾结石堵塞泌尿系统导致的。建议到泌尿外科进一步诊断治疗。

11.26　肾积水并输尿管扩张

肾积水是由于泌尿系统的梗阻导致肾盂、肾盏扩张，其中尿液潴留而形成，分为先天性与后天性，以及泌尿外系与下尿路原因造成的积水，但大部分积水都是由于肾结石堵塞泌尿系统导致的，当并发感染时将出现脓尿及全身中毒症状。建议提供相关病史及时到泌尿外科就医。

11.27　肾结石

人体内的一些废物如草酸钙、磷酸钙、尿酸、磷酸镁铵等，正常情况下形成小结晶随尿液排出体外，但在某些特定因素(遗传、代谢、环境、药物等因素)的影响下，这些结晶不断长大，形成肾结石影响健康。建议：(1)多饮水，多活动；(2)少食草酸含量高的食物(如菠菜、豆类、可可、茶叶、橘子、番茄、土豆、李子、竹笋等)，少食嘌呤高的食物(如动物内脏、海产品)，脂肪、糖分及蛋白质的摄入也要适量；(3)建议根据以往病史或自觉症状，到泌尿科进一步咨询或治疗。

11.28　肾切除术后

因治疗肾脏疾病，如肾结核、严重肾损伤和肾恶性肿瘤等需对肾脏进行切除。术后为避免加重肾脏负担，建议：(1)应避免使用对肾脏有损害的药物；慎用造影剂检查；(2)积极治疗其他合并症，如高血压、糖尿病、感染等，若有输血需求时须输新鲜血；(3)平时注意饮食清淡，摄入适量优质蛋白质(奶制品、豆制品、禽肉、坚果类)；(4)定期体检，保持肾功能正常。

11.29　肾萎缩

肾萎缩是指先天或后天的肾实质疾病导致的肾脏体积缩小、功能降低。较为常见的原因有肾动脉狭窄、长期的尿路梗阻、肾动脉血栓形成和栓塞、肾结核等。建议：（1）定期复查肾脏B超和肾功，必要时到泌尿科或肾内科就诊；（2）平时避免肾脏遭受外力损伤，避免服用肾毒性药物，适当运动、多饮水。

11.30　肾异位

肾异位不同于肾下垂，其是发育良好的肾脏一开始就未能达到腹膜后的肾窝内，而位于骨盆、髂窝、腹部、胸腔等异常位置。大多无症状无须治疗，当出现并发症时如重度积水或积脓，则需手术治疗。建议到泌尿科做肾CT等检查进一步明确。

11.31　输尿管结石伴肾积水

输尿管结石是肾结石在排石过程中停留在输尿管狭窄处所形成的。如结石逐渐长大可引起输尿管感染或梗阻，梗阻将导致继发性肾积水。临床症状为与活动有关的腹痛及血尿，甚至典型的肾绞痛。建议：（1）结合自身情况，到泌尿科就诊，口服排石剂或手术治疗；（2）合并尿路感染时应及时控制；（3）平时养成多饮水的习惯，保持每日尿量在2000~3000ml以上；（4）平时注意调节饮食结构，多食水果蔬菜及高纤维食物，选低嘌呤食物，避免食用高钙、高盐、高草酸、高动物蛋白、高动物脂肪及高糖食物。

11.32　输尿管受损、肾造瘘术后

输尿管位于腹膜后间隙，受到周围组织的良好保护，一般不易损伤，导致损伤主要原因有机动车车祸、输尿管镜、开放性手术损伤如骨盆、结肠直肠子宫切除术以及大血管手术误伤，其并发症为输尿管感染、瘘及狭窄。出现梗阻或肾积水时可采取肾造瘘手术进行救治。建议结合自身情况，定期到泌尿外科诊察。

11.33　双侧精囊腺增大

精囊腺增大一般是精囊炎的影像学表现，可出现精液增多，精囊炎多与前列腺炎同时出现。单纯精囊腺增大无临床意义。建议：（1）结合自身情况到泌尿科或生殖科咨询诊治；（2）平时避免受凉，不吃辛辣刺激性食品，禁烟酒，适当增加对锌及硒的摄入，多参加体育锻炼；（3）自我按摩前列腺，采取热水坐浴可能有一定效果。

11.34 双肾盂

肾盂是肾脏暂时储存尿液的结构，双肾盂是指一侧肾有两个肾盂，为肾盂病变、先天形成或后天获得性的畸形。大多伴有双输尿管畸形，容易导致肾功能的改变。建议到泌尿科进一步检查明确诊断。

11.35 隐睾症

睾丸在正常发育过程中会从腰部腹膜后下降至阴囊，如果没有出现下降或下降不全，阴囊内没有睾丸或只有一侧有睾丸，称之为隐睾症。隐睾症见于男性不育及恶性病变，建议结合自身情况，到泌尿外科进一步诊治。

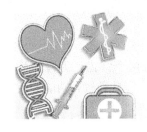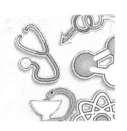

12. 血管外科

12.1 动脉粥样硬化、血栓形成可能

动脉粥样硬化是动脉硬化中最常见最重要的类型，主要特征是内膜下脂质沉着、纤维组织增生加钙盐沉积形成斑块，斑块内部组织坏死与脂质结合形成粥样物质，使得血管变厚、变硬、变脆，常导致血管狭窄、闭塞、破裂，以及夹层动脉瘤、血栓的形成等严重后果。本病以主动脉、冠脉、脑动脉为多见，多数人群伴有高血压、高血脂或糖尿病，建议：(1)到心脏科就诊，行 CTA 检查、抗血栓治疗，并控制易患因素；(2)平时注意合理饮食，少油少盐，多食果蔬，选食优质蛋白；(3)坚持适度的体力活动，规律生活，注意劳逸结合。

12.2 腹主动脉瘤

腹主动脉瘤是指腹主动脉呈瘤样扩张，通常直径增大50%以上定义为动脉瘤。该病多见于动脉粥样硬化的老年男性(尤其是吸烟者，吸烟可增加动脉瘤破裂的风险)，少数见于动脉中层囊性变、梅毒、先天性动脉发育不良、创伤、感染及结缔组织病等。建议结合自身情况，进一步行彩色超声检查、CTA 或 MRA 检查以明确诊断。

12.3 颈动脉夹层支架植入术后

颈动脉夹层是指某些因素导致动脉的内膜撕裂，血液进入动脉中层并沿着动脉纵向发展的现象，一般与遗传因素、高血压、高血脂或血管器质性病变有关。建议支架置入术后：(1)定期到血管外科检查，注意控制血压、血脂及血糖；(2)注意休息，保持心态平和，避免过度紧张及劳累，戒烟忌酒，饮食清淡，多食新鲜水果及绿色蔬菜。

12.4 颈动脉瘤待排

颈动脉瘤成因有血脂高、颈动脉粥样硬化,感染、外伤以及手术后引发。建议到血管外科进一步做颈动脉造影等检查以明确诊断。

12.5 颈动脉内中膜增厚

颈动脉内中膜增厚为颈动脉硬化的超声影像学表现,常见病因有高血脂、高血压及高血糖,颈动脉硬化可引起脑供血不足,出现头晕等症。建议结合自身情况,到血管科诊治,必要时行头颈 CTA 检查;平时注意饮食,不吃高脂肪食物,可口服维生素 E 等。

12.6 下肢静脉曲张

静脉曲张是由于血管壁薄弱,或长时间维持相同姿势,血液蓄积下肢,日积月累破坏静脉瓣膜致静脉压过高、血管突出皮肤表面的情况。建议:(1)减少站立,适当运动,可穿弹力袜,或使用弹力绷带;(2)经常观察静脉曲张有无加重及下肢有无肿胀;(3)定期到血管外科诊察,必要时手术治疗。

12.7 右头臂干钙化

头臂干(仅右侧有)发自升主动脉弓,而后发出右颈总动脉和右锁骨下动脉。动脉血管钙化指动脉血管壁上出现钙过量沉积,形成如同骨骼一样坚硬的壳,它可降低血管的弹性,可因血液的冲击形成栓塞。建议到血管科咨询诊治,必要时做CTA 检查;平时注意饮食清淡,口服维生素 E 等软化血管治疗,无出血性疾病者可加服抗血小板类药物治疗。

12.8 主动脉夹层动脉瘤

主动脉夹层动脉瘤是较少见的致命性疾病,它的发生与多种疾病有关,高血压是主动脉夹层的重要发病因素,遗传性疾病(马方综合征)、妊娠、严重外伤、重体力劳动及某些药物也是夹层动脉瘤的发病因素,典型表现为突发剧烈胸痛、虚脱及血压变化。建议立即到血管外科或胸痛中心就诊。

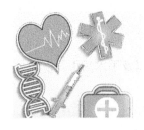
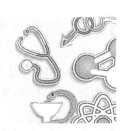

13. 妇 科

13.1 鞍形子宫

鞍形子宫是子宫发育异常的一种，会影响到孕卵的着床，常引起流产。病变严重时可行手术矫正，病变较轻者一般不做特殊处理，但怀孕后应注意安胎治疗。

13.2 疤痕子宫

疤痕子宫指子宫曾进行过手术，如子宫肌瘤切除术、子宫穿孔或破裂修复术、子宫成形术及剖宫产术，后导致子宫壁遗留疤痕。疤痕子宫一般无临床表现，但对再次妊娠的妈妈需排除切口妊娠，否则会加大妊娠风险(如子宫破裂的风险)。

13.3 不完全纵隔子宫

不完全纵隔子宫是子宫先天发育过程中腔化不全的表现，是最多见的子宫畸形，可导致反复流产、不孕、异常分娩、月经不调等。盆腔彩超或子宫输卵管造影下可看到宫底下陷，确诊需宫腔镜检查。建议提供相关情况，到妇科诊治或进一步做子宫输卵管造影、宫腔镜检查明确。

13.4 产后子宫

分娩后的子宫将由妊娠时的增大逐渐恢复到孕前大小，一般需要6~8周时间。对于顺产的产妇建议产后尽早下床活动，及时排尿，并选择母乳喂养，多按摩宫底，热敷乳房刺激乳头，有利于子宫收缩及复原。有不适时应遵医嘱到医院复查子宫复原情况。

13.5 滴虫性阴道炎

滴虫性阴道炎是从外界感染而得，具有传染性，病原体是阴道毛滴虫，传播途径有直接传播(性接触)和间接传播(公共浴池、游泳池、公共坐便器等)。建议注意卫生,灭滴灵2片,每晚放入阴道内,共10天。到妇科门诊治疗。

13.6 杜氏窝积液

杜氏窝是直肠与子宫之间的陷窝,是盆腔最低点。杜氏窝有积液建议复查B超,有炎症时行抗炎治疗,到妇科诊察。如有下腹部不适、疼痛、包块或其他妇科症状,到妇科诊治。

13.7 黄体血肿

黄体血肿为正常排卵过程中卵泡层破裂,引起出血较多,血液潴留在卵泡或黄体腔内形成的血肿,在下一个周期的卵泡期自然消退,但较大的黄体血肿(100mm)破裂可出现腹腔内出血,剧烈腹痛、少量阴道出血及腹膜刺激征,需与宫外孕相鉴别。建议到妇科咨询、诊治。

13.8 宫颈炎、宫颈纳氏囊肿

宫颈炎是妇女常见病,分为急性与慢性,纳氏囊肿(简称纳囊)为慢性宫颈炎的一种表现。纳囊是宫颈糜烂愈合过程中新生的上皮细胞覆盖宫颈腺管口,致腺体分泌物滞留形成。建议结合自身病情或症状,在医生的指导下采取:(1)物理方法治疗(激光、冷冻、微波治疗);(2)药物治疗(阴道栓剂、阴道冲洗、局部上药等);(3)平时注意会阴部卫生。

13.9 宫颈 leep 术后

宫颈 leep 术是妇科治疗宫颈炎、宫颈白斑和宫颈糜烂的一种手术,建议术后注意保持局部清洁卫生,定期到妇科复诊,定期复查 HPV、宫颈液基细胞学等。

13.10 宫颈低度鳞状上皮内病变

宫颈低度鳞状上皮内病变属癌前病变。它只是比正常人患宫颈癌的几率大点,一般治疗局部炎症后,其大部分人可以逆转为正常。建议结合乳头瘤状病毒感染情况,做阴道镜检查、宫颈活检,到妇科积极治疗。

13.11　宫颈非典型增生

非典型增生又称异型增生，属于癌前病变的一种，在某种因素作用下可由量变到质变而转变成恶性肿瘤。根据异型性程度及累及范围分为轻、中、重三级，轻度病变一般不需治疗，需定期诊察；中重度则需物理治疗和/或手术治疗。建议到专科进一步咨询或诊治。

13.12　宫颈高度鳞状上皮内病变

宫颈鳞状上皮内病变在病理组织学上分为高度(高级别)和低度(低级别)鳞状上皮内病变，宫颈高度(高级别)鳞状上皮内病变是宫颈癌前期病变，即目前还不是癌，但可进展为癌，部分幸运者也可逆转为正常。建议尽早到妇科进一步诊察，必要时行手术治疗。

13.13　宫颈管内强回声光带

宫颈管内强回声光带常见于宫颈息肉、宫颈囊肿或宫颈出血，阴道彩色B超提示宫颈管内强回声光带，长约1.5cm。建议到妇科门诊咨询、诊治，必要时加做宫腔镜检查明确。

13.14　宫颈核异质细胞

细胞是由细胞核及细胞浆组成的，核异质细胞指细胞核不正常，可能是癌前病变上脱落的细胞或是不典型化生的细胞，即炎症灶可有核异质细胞，癌病灶旁也可找到核异质细胞，轻度核异质基本接近正常，而重度核异质接近恶性变，后者又称为"癌前核异质"。所以，当病理检查找到核异质细胞，应列入密切观察或治疗对象，使癌前病变逆转，避免发展成为癌。建议及时到妇科进一步诊察或治疗。

13.15　宫颈湿疣

宫颈湿疣是由人乳头状瘤(HPV)感染，通过性接触而传染得病。女性湿疣生长部位可见外阴、阴道、宫颈及肛周，常常两个部位同时发生。症状有局部瘙痒、疼痛。治疗上一般采取局部激光、冷冻、电凝等。建议：(1)到妇科进一步做聚合酶反应监测、组织学等检查以明确诊断并积极治疗；(2)平时注意个人卫生，避免

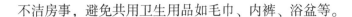

不洁房事，避免共用卫生用品如毛巾、内裤、浴盆等。

13.16 宫颈萎缩

宫颈萎缩属老年性变化，一般不需治疗。可根据自身情况选用更宝芬胶囊口服或乳剂塞入阴道，每晚一次，7~14 天为一疗程。或根据自身情况，到妇科咨询、诊治。

13.17 宫颈柱状上皮异位

宫颈柱状上皮异位是指位于宫颈口的原始鳞-柱状交接区的柱状上皮外翻覆盖鳞状上皮，其生长缓慢，表面光滑平坦，受雌激素影响，并随月经周期而变化，属正常生理现象，无临床症状(如白带增多、发黄及异味)，无须治疗，可保持半年或 1 年一次妇检，平时注意外阴卫生，如果宫颈柱状上皮异位 II 或者III度，应考虑为慢性宫颈炎，建议：(1)到妇科进一步做 TCT、HPV 检查，甚宫颈活检以明确病因、施予治疗；(2)平时注意外阴卫生，勤换内裤，避免不洁性生活。

13.18 宫颈转化区 I 型

正常宫颈转化区也称移行带区，指宫颈外口鳞状上皮与宫颈管柱状上皮交错的区域，含新生的鳞状上皮及未被鳞状上皮取代的柱状上皮。该区域是一个不断受到损伤的场所，HPV 易首先入侵此地导致细胞异常分化，最后形成宫颈癌前病变。电子阴道镜下转化区根据着色及外观分为 I 型、II 型及III型 3 种类型。I 型为宫颈着色后有完整的着色区，此型需排除 HPV 感染的可能。

13.19 宫颈转化区 II 型

正常宫颈转化区也称移行带区，指宫颈外口鳞状上皮与宫颈管柱状上皮交错的区域，含新生的鳞状上皮及未被鳞状上皮取代的柱状上皮。该区域是一个不断受到损伤的场所，HPV 易首先入侵此地导致细胞异常分化，最后形成宫颈癌前病变。电子阴道镜下转化区根据着色及外观分为 I 型、II 型及III型 3 种类型。II 型是指宫颈着色后可见转化区部分位于宫颈管内、宫颈表面可看到生理性鳞柱交界。此型改变需排除 HPV 感染或宫颈癌前病变。建议按宫颈病变三阶梯(宫颈细胞学—阴道镜—组织病理学)完善检查、以明确诊断。

13. 20 宫颈转化区Ⅲ型

宫颈转化区也称移行带区，指宫颈外口鳞状上皮与宫颈管柱状上皮交错的区域，含新生的鳞状上皮及未被鳞状上皮取代的柱状上皮。该区域是一个不断受到损伤的场所，HPV易首先入侵此地导致细胞异常分化，最后形成宫颈癌前病变。电子阴道镜下转化区根据着色及外观分为Ⅰ型、Ⅱ型及Ⅲ型3种类型。Ⅲ型要警惕宫颈癌前病变及宫颈癌的发生。建议按宫颈病变三阶梯(宫颈细胞学—阴道镜—组织病理学)完善检查，以明确诊断。

13. 21 宫颈赘生物

赘生物是指机体或器官内外在病理过程中形成的各种突出物的总称，按其性质分为非肿瘤性和肿瘤性两种。建议定期复查，必要时到妇科手术治疗。

13. 22 宫内节育环(已绝经)

宫内放置节育环(器)是避孕的有效措施，绝经后妇女停止排卵不会再怀孕就不需避孕了。取环时间一般在绝经后的6个月至3年内，太迟取环因子宫萎缩会带来取环困难。建议结合自身情况到妇科进一步咨询。

13. 23 宫腔内钙化灶

宫腔内钙化灶(斑)主要见于宫腔手术后感染或残留物坏死钙化，一般没有症状和其他影响，不需要特殊治疗，若有症状或对生育有影响则需要手术治疗。建议结合自身情况，到妇科咨询、诊治。

13. 24 卵巢多囊样改变(多囊卵巢)

卵巢多囊样改变又称双侧多囊卵巢，是女性常见的内分泌紊乱性疾病，常伴有月经不调、肥胖、多毛、雄性激素偏高等，被称为多囊卵巢综合征，育龄女性常因排卵障碍而导致不孕。建议结合自身情况，到妇科进一步诊查或治疗。

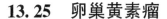

13.25　卵巢黄素瘤

卵巢黄素瘤主要是由于高浓度的 HCG 刺激卵巢皮质的闭锁卵泡颗粒细胞与卵泡膜细胞发生黄体化反应而形成的肿瘤。多见于多胎妊娠、妊娠合并糖尿病、妊娠期高血压、口服大量雌激素及用促性腺激素排卵时。建议到妇科进一步诊治。

13.26　卵巢黄体(囊肿)

卵巢在排卵后形成黄体，呈囊性结构，正常直径为 2~3cm，并在短期内封闭。若卵巢黄体持续存在或长大(直径>3cm)，并伴有积液时称为卵巢黄体囊肿。建议半个月后复查阴道 B 超，定期到妇科检查。

13.27　卵巢畸胎瘤

畸胎瘤是卵巢生殖细胞肿瘤中常见的一种，来源于生殖细胞，分为成熟畸胎瘤(良性畸胎瘤)和未成熟性畸胎瘤(恶性畸胎瘤)。良性畸胎瘤里含有很多种成分，包括皮肤、毛发、牙齿、骨骼、油脂、神经组织等；恶性畸胎瘤分化欠佳，没有或少有成形的组织，结构不清。早期畸胎瘤多无明显临床症状，大多是体检时偶然发现。建议到妇科进一步诊治。

13.28　卵巢囊性包块

卵巢囊性包块是女性生殖器官中频发的一种肿瘤类型。患者如为育龄期妇女，建议月经过后一周内复查 B 超；如为绝经后妇女，建议一个月后复查阴道 B 超，定期到妇科检查。

13.29　卵巢囊肿

卵巢囊肿分为生理性和病理性的。生理性的是由生理周期引起的，一般囊肿较小，不需要治疗。而非生理性卵巢囊肿病因不清(可能与雌激素水平过高有关)。建议：(1)结合自身情况，定期复查 B 超，或到妇科进一步明确诊断；(2)囊肿大于 5cm 或保守治疗后复发的，需考虑妇科手术治疗；(3)未绝经妇女平时要注意避免经期性生活、经期妇检、阴道用药、坐浴及盆浴等。

13.30　霉菌性阴道炎

霉菌性阴道炎是白色念珠菌感染所致。建议结合自身情况到妇科就医，并遵医嘱局部使用克霉唑软膏或制霉菌素阴道栓，或加口服抗真菌药物治疗，严格按疗程进行，以获得最佳治疗效果。平时注意会阴部卫生，勤洗换内裤。

13.31　女阴白斑

女阴白斑是指女性外阴色素减退。常见原因为阴部皮肤、黏膜营养障碍而致的组织变性及色素改变，少数人会发生不良病变。建议到妇科或皮肤科检查、治疗。

13.32　人乳头瘤病毒(HPV)阳性

人乳头瘤病毒高危型感染与宫颈癌的发生有相关性，它可引起宫颈上皮细胞内病变。HPV 阳性提示宫颈有人乳头瘤病毒感染。建议：(1)到妇科进一步诊查，必要时行局部干扰素等治疗；(2)每半年至一年复查宫颈 HPV 及宫颈液基薄层细胞学检测；(3)平时注意同房前后的卫生，使用避孕套，未绝经期还需注意经期卫生。

13.33　人乳头瘤病毒(HPV)阴性

HPV 阴性说明目前无人乳头瘤病毒感染。建议次年再次复查，若连续 2 至 3 年复查均为阴性，可相隔 3 年再做此项检查。也可到妇科进一步咨询。

13.34　输卵管积液

输卵管积液是指输卵管受病原体感染以后，由于白细胞的浸润形成内膜肿胀、间质水肿、渗出。建议平时注意局部卫生，到妇科进一步诊治。

13.35　双子宫

双子宫属生殖道畸形，是由于胚胎期两条副中肾管在发育时未完全融合导致的子宫畸形。可无症状，或有经血较多、经期延长现象。有生育能力但易流产。B 超检查加子宫输卵管碘油造影可明确诊断。建议到妇科进一步咨询或检查。

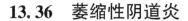

13.36 萎缩性阴道炎

萎缩性阴道炎见于围绝经期、绝经后及卵巢去势后的妇女，是由于卵巢功能减退、雌激素水平降低致阴道壁萎缩、黏膜变薄、局部抵抗力降低、病菌侵入繁殖引起的炎症，可有白带增多、稀薄、发黄、血性白带，外阴瘙痒或灼热感。建议：(1)结合自身情况，在妇科医生指导下针对病因给予局部或全身雌激素药物治疗，以增加阴道抵抗力；(2)保持外阴清洁，勤换内裤，睡前用甲硝唑栓 200mg 或诺氟沙星栓剂 100mg 置于阴道深部，每日一次，7～10 天一疗程，以抑制病菌生长；(3)对于反复出现的血性白带，须及时到妇科进一步诊察以排除子宫恶性肿瘤的可能。

13.37 细菌性阴道炎

细菌性阴道炎是某些细菌的一种混合感染，导致阴道内微生态平衡失调，引起阴道分泌物增多、白带鱼腥味、外阴瘙痒及灼热，常见并发症有宫颈炎、盆腔炎等。建议保持外阴清洁、干燥，避免搔抓，勤换内裤，在医生的指导下选择全身或/和局部抗炎治疗，定期到妇科检查。

13.38 阴道壁粘连

阴道壁粘连即部分阴道闭锁，慢性炎症致局部组织增生和瘢痕形成。阴道壁粘连多与阴道炎和术后改变有关，建议少穿紧身或贴身的裤子，注意局部卫生，勤洗换内裤。定期到妇科检查、诊治。

13.39 阴道膨出

正常情况下阴道壁在阴道口是看不见的，但有时因经阴道分娩等原因会导致阴道前壁或者后壁的膨出。阴道膨出一般不需要治疗，经常做提肛肌运动就可痊愈。但如有阴部不适或性生活不适，则需到妇科就诊。

13.40 阴道纵隔

阴道纵隔是阴道畸形的一种常见病，临床表现有经血潴留和不孕等。部分阴道纵膈者也可无临床表现。建议到妇科诊治，必要时行手术治疗。

13.41 早孕

到妇科检查，按常规到产科进行孕期保健。如为意外怀孕，建议到妇科门诊就诊，按本人意愿行治疗处理。

13.42 子宫次全切除术后（未绝经妇女）

子宫次全切除术指保留部分子宫及宫颈的妇科手术。未绝经女性因残留子宫其内膜的周期性脱落引起的少量出血属正常现象。建议观察出血量的多与少及周期性，定期到妇科检查。

13.43 宫颈钙化斑

宫颈钙化斑一般为宫颈炎或其他病变遗留下来的疤痕，多无临床意义，建议到妇科检查。

13.44 子宫回声欠均匀

一般情况下单纯的子宫回声欠均匀，提示子宫内膜的血管分布不均或细胞充盈不均匀，临床可见于子宫内膜局部炎症、子宫肌瘤或子宫腺肌症、子宫息肉等病。建议定期复查 B 超，或到妇科咨询、诊治。

13.45 子宫肌壁钙化（机化）

B 超检测发现子宫肌层有钙化斑，多见于年轻时患有子宫肌瘤，年长后子宫肌瘤会发生机化，一般不需治疗。建议定期到妇科复查。

13.46 子宫肌瘤（直径<5cm）

子宫肌瘤是女性最常见的良性肿瘤，多数为多发性的，多无明显临床症状，仅在体检时发现。建议：（1）保持心情舒畅，饮食清淡，禁忌辛辣刺激食物；（2）定期（6~12 个月）复查 B 超，动态观察肌瘤大小变化，定期到妇科检查或治疗。

13.47　子宫肌瘤(直径>5cm)

子宫肌瘤是女性最常见的良性肿瘤，多数为多发性的，可伴随月经过多、压迫症状等。建议：(1)保持心情舒畅，禁忌辛辣刺激食物；(2)有上述伴随症状，或肌瘤大于妊娠10周子宫的，需考虑妇科手术治疗。

13.48　子宫肌瘤并钙化(肌化)(直径<5cm)

子宫肌瘤是女性最常见的良性肿瘤，多数为多发性的，多无明显临床症状，仅在体检时发现。子宫肌瘤钙化(肌化)是其良性退变的一种。建议：(1)保持心情舒畅饮食清淡，禁忌辛辣刺激食品；(2)定期(6~12个月)复查B超，动态观察肌瘤大小变化，定期到妇科检查或治疗。

13.49　子宫肌瘤并钙化(肌化)(直径>5cm)

子宫肌瘤是女性最常见的良性肿瘤，多数为多发性的，可伴随月经过多、压迫症状等。子宫肌瘤钙化(肌化)是其良性退变的一种。建议：(1)保持心情舒畅，禁忌辛辣刺激食品；(2)有上述伴随症状，或肌瘤大于妊娠10周子宫的，需考虑妇科手术治疗。

13.50　宫颈息肉

宫颈息肉为慢性宫颈炎的另一种表现，多见于已婚妇女。由于慢性炎症的长期刺激，使得宫颈黏膜局部增生，逐渐向外突出而形成息肉。息肉有恶变的可能(恶变率为0.2%~0.4%)。建议到妇科进一步诊治。

13.51　子宫内膜钙化

宫腔内膜钙化灶往往发生于子宫肌瘤透明变性坏死之后的钙盐沉积，或人流、药流后的遗留物钙化或结核性子宫内膜炎后形成，后者可能影响生育。建议到妇科进一步做宫腔镜检查，若为残留物钙化可进行刮宫或中药治疗。

13.52　子宫内膜可见

　　子宫内膜在育龄期不超过 10mm，绝经后不超过 4mm。围绝经期妇女卵巢功能开始衰退，雌激素分泌减少，内膜萎缩。萎缩的内膜抵抗力降低可致慢性子宫内膜炎，出现内膜细胞化生性变化（如鳞状细胞化生）。由于卵巢功能衰退无排卵，但仍受一定量雌激素影响可出现内膜不规则增生，或子宫内膜增生过长，或子宫内膜不典型增生过长（癌前病变）。故建议结合自身情况，定期到妇科检查，谨防子宫内膜不典型增生的发生。

13.53　子宫内膜异位

　　子宫内膜异位是指有功能的子宫内膜在宫腔外的部位生长引起的病变，可表现为原发性痛经、经期延长而周期缩短等。B 超检查、腹腔镜检查、抗子宫内膜抗体检测及 CA125 检测等辅助检查可明确本病。建议结合自身情况到妇科进一步诊治。

13.54　子宫内膜增厚（围绝经、绝经女性）

　　子宫内膜在育龄期不超过 10mm，绝经后不超过 4mm。围绝经期妇女卵巢功能开始衰退，雌激素分泌低下，内膜萎缩。萎缩的内膜抵抗力降低可致慢性子宫内膜炎，出现内膜细胞化生性变化（如鳞状细胞化生）；由于卵巢功能衰退无排卵，但仍受一定量雌激素影响可出现内膜不规则增生，或子宫内膜增生过长，或子宫内膜不典型增生过长（癌前病变）。故建议结合自身情况，到妇科咨询或进一步诊查。

13.55　子宫内膜增厚（育龄期女性）

　　育龄期女性子宫内膜正常厚度在 0.2～1cm。育龄期女性子宫内膜在月经周期的不同时期厚度不一样，建议在月经干净后 3～5 天到妇科做阴道 B 超检查，以了解内膜具体厚度。

13.56　子宫憩室

　　憩室就是小腔的意思。子宫憩室是指位于子宫壁的先天性畸形，直径一般约为 1～2mm。建议到妇科进一步咨询，必要时行宫腔镜治疗。

13.57　子宫全切除术

子宫全切除术是妇产科最常见手术，它包括切除子宫体和子宫颈的全部，通常是 45 岁以上的妇女患子宫肌瘤、卵巢肿瘤等所选择的手术。一般术后 4~6 个月即可恢复正常生活。建议定期到妇科检查。

13.58　子宫肥大

子宫肥大多为慢性宫颈炎的表现形式之一。为宫颈反复发生充血、水肿，炎症细胞浸润、结缔组织增生所致。建议：（1）定期腹部妇科 B 超或阴道 B 超检查；（2）腺体过大的可到妇科做局部激光治疗；（3）到妇科咨询、诊治。

13.59　子宫腺肌症并肌瘤

子宫腺肌症是子宫内膜侵入子宫肌层形成弥漫性或局限性的病变，B 超显示子宫肌层光点不均匀，常同时合并子宫内膜异位症、子宫肌瘤，可导致子宫壁膨胀，是妇科常见病。可表现为继发性痛经及经量增多等症。治疗方法需根据年龄、生育状况等选择个体化治疗。建议到妇科进一步诊治。

13.60　纵隔子宫

纵隔子宫是一种先天性子宫畸形，可能导致不孕、难孕和宫外孕等，建议已生育者暂行观察，未生育者到妇科就诊。

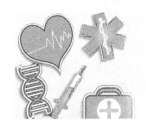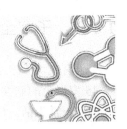

14. 眼 科

14.1 LASIK 术

LASIK 术(准分子激光近视手术),是一种通过激光改变眼角膜的弧度以改善视力的手术。建议术后定期到眼科复查;平时注意用眼卫生及保健,不宜过度用眼。

14.2 白内障

白内障是由于晶体老化、遗传、代谢异常、外伤、辐射、中毒和局部营养不良等引起晶状体蛋白发生变性混浊而影响视力。根据病因不同分为先天性、继发性及老年性白内障等。建议:(1)饮食以清淡为宜,注意多食富含维生素 E 的食品,如花生米、芝麻、莴苣、黄花菜、瘦肉、乳类、蛋类及深海鱼类;多食富含叶黄素和玉米黄素的蔬菜,如菠菜、芥菜、南瓜、豌豆等;(2)加强用眼卫生:不揉眼、不用不洁手帕毛巾擦眼、洗眼,不过度用眼、常做眼保健操;(3)户外佩戴抗紫外线眼镜;(4)定期到眼科诊察,并积极治疗其他眼病。

14.3 白内障手术

白内障手术是通过摘除已混浊的晶状体、植入人工晶体,恢复视力的一种治疗方法。建议手术后:(1)定期到眼科复查(遵医嘱),若发生视力下降则需及时就诊查明原因;(2)饮食以清淡为宜,注意多食富含维生素 E 的食品,如花生米、芝麻、莴苣、黄花菜、瘦肉、乳类、蛋类及深海鱼类;多食富含叶黄素和玉米黄素的蔬菜,如菠菜、芥菜、南瓜、豌豆等;(3)户外佩戴抗紫外线眼镜。

14.4 后发性白内障(后发障)

后发性白内障(后发障)指白内障囊外摘除后或晶状体外伤后,残留的皮质和脱落在晶体后囊上的上皮细胞增生在瞳孔区形成的半透明膜。见于白内障术后视力渐近性下降，裂隙灯检查见后囊不同程度的混浊和增厚。建议到眼科进一步排除眼底病变后，行 YAG 激光或手术切开后囊膜治疗以提高视力。

14.5 病毒性角膜炎

病毒性角膜炎是受病毒致病原感染角膜而引起的炎症，易复发，可导致虹膜睫状体炎等，严重时可致盲。建议尽早到眼科进一步诊治。

14.6 病理性近视

病理性近视是以屈光度进行性加深、眼轴不断增长、眼内容和视网膜脉络膜组织进行性损害引起视功能障碍为特征的一种眼病。因其可发生视网膜脱离、黄斑出血等严重的并发症，建议尽早到眼科进一步诊治。

14.7 玻璃体混浊

玻璃体混浊是一种很常见的眼科疾病，表现为眼前黑影及视力障碍。可见于多种病因引起的出血(血液进入玻璃体)、外伤致异物存留玻璃体、老年人及高度近视者的玻璃体变性、肿瘤等。建议：(1)到眼科检查、治疗；(2)平时注意休息，不要过度用眼，避免近视，避免泪液蒸发，多吃柑橘类水果，多食绿色蔬菜，多饮水。

14.8 陈旧性黄斑病变

黄斑区位于眼底视网膜上，与我们的精细视觉、色觉等视功能有关。黄斑出现病变时，可感觉视力下降，眼前黑影，或视物变形，甚至失明。是老年人常见的影响视力的疾病，它的发生可能与遗传、血管硬化、慢性光损伤、炎症、代谢营养等有关，患有高血压、糖尿病、高胆固醇血症、肥胖病、吸烟、饮酒、营养缺乏(如胡萝卜素)者易并发该病。建议关注血压、血糖、血脂变化，定期到眼科诊察。

14.9 陈旧性色素膜炎

眼色素膜炎又称葡萄膜炎，其发病原因复杂，有外伤感染、自身免疫等多种因素，可分别或同时发生在虹膜、睫状体及脉络膜上，会引起眼痛、视力下降、视物变形、瞳孔粘连、晚期出现眼底色素沉、失眠等，本病容易反复发作。建议结合自身情况，到眼科咨询或治疗。

14.10 成熟期老年性白内障

老年性白内障病因为长期紫外线的伤害及组织的老化，导致眼球内的晶状体变硬、混浊，可致盲。建议：(1)结合自身情况，到眼科进一步检查后，决定手术治疗，尽可能恢复部分视力；(2)佩戴抗紫外线眼镜；(3)平时饮食以清淡为宜，注意多食富含维生素 E 的食品，如花生米、芝麻、莴苣、黄花菜、瘦肉、乳类蛋类及深海鱼类；多食富含叶黄素和玉米黄素的蔬菜，如菠菜、芥菜、南瓜、豌豆等。

14.11 初发期老年性白内障

初发期老年性白内障多为增龄相关的眼部退行性疾病，少数为外伤所致，是常见致盲眼疾。建议：(1)佩戴抗紫外线眼镜、滴抗白内障眼药水；(2)成熟后可手术治疗，以恢复大部分视力；(3)定期到眼科诊察；(4)平时饮食以清淡为宜，注意多食富含维生素 E 的食品，如花生米、芝麻、莴苣、黄花菜、瘦肉，以及乳类、蛋类、深海鱼类；多食富含叶黄素和玉米黄素的蔬菜，如菠菜、芥菜、南瓜、豌豆等。

14.12 黄斑病变

黄斑区位于眼底视网膜上，与我们的精细视觉、色觉等视功能有关。黄斑出现病变时，可出现视力下降、眼前黑影，或视物变形，甚至失明。其发生与遗传、血管硬化、慢性光损伤、炎症等有关。同时，患有高血压、糖尿病、高胆固醇血症、肥胖病，以及吸烟、饮酒、营养缺乏(如胡萝卜素)者和老年人易并发该病。建议及时到眼科诊治，并定期复查。

14.13 角膜白斑

角膜白斑是角膜疾患痊愈后形成的较厚的瘢痕翳障，若角膜白斑遮蔽瞳孔将严重影响视力。建议到眼科进一步诊治，或配予中医治疗。

14.14 角膜混浊

角膜是眼球前部的透明部分，当受到损害后透明的组织上出现灰白色或乳白色混浊，称为角膜混浊。混浊部位在瞳孔区可影响视力。建议到眼科咨询治疗。

14.15　角膜血管翳

角膜血管翳是角膜缺氧、外伤、炎症后在角膜前弹力层、基质层留下的创伤，同时伴有结膜上血管长入创伤的角膜，称为角膜血管翳，此时创伤角膜的屈光度发生变化，可致视力受损。建议到眼科诊治。

14.16　角膜炎

角膜炎就是黑眼珠上长了个"白星"，指由内外因素，或者细菌、病毒等入侵角膜引起的炎症。角膜炎急性期有眼痛、流泪、分泌物增多、视力减退等表现。建议到眼科积极抗炎或/和抗病毒等治疗，避免并发症的发生。

14.17　角膜云翳

角膜云翳指角膜上的点片状薄翳，是角膜疾患痊愈后形成的瘢痕翳障。若遮蔽瞳孔将严重影响视力。建议到眼科进一步咨询或诊治，可配予中医治疗。

14.18　结膜出血

结膜出血系由于结膜小血管破裂所致，见于外伤和眼部手术后，更为常见的是自发性出血。建议先闭眼冷敷，出血无扩散后可改为热敷，可点抗菌素眼药预防感染、口服维生素 C 及止血剂，到眼科进一步诊治。生活中忌辛辣食物及烟酒，避免用眼疲劳及剧烈运动。

14.19　老年性白内障

老年性白内障病系因为长期紫外线的伤害及组织的老化，导致眼球内的晶状体变硬、混浊。主要表现为无痛无痒的进行性视力减退，如同一层毛玻璃挡在眼前，可致盲。建议：(1)佩戴抗紫外线眼镜、滴抗白内障眼药水；(2)成熟后可手术治疗，能恢复大部分视力；(3)根据具体情况，到眼科进一步咨询。

14.20 老视(老花)

人们步入中老年后，随着年龄增长，眼调节能力逐渐下降，引起视近不能持久或视近困难，需在静态屈光矫正之外另加凸透镜方可看清近物，这种现象叫做老视。建议老视患者在医生的指导下佩戴老花镜。

14.21 青光眼

青光眼是眼球房水循环障碍(分泌过多或流出受碍)使眼内压升高的一种眼病，分为先天性、继发性、原发性及混合型四种类型。持续高的眼压将损害眼球内结构及视功能，最终致视野散失而失明。常表现在傍晚或过度疲劳时出现眼胀、视蒙、虹视等症状。建议：(1)到眼科进一步检测眼压等，必要时手术治疗；(2)平时应避免情绪过度激动，饮食起居要规律，禁烟酒、浓茶、咖啡并控制饮水量；(3)保护用眼：不要在强光下阅读、不要过度用眼；(4)避免使用增高眼压的药品；(5)佩戴偏光镜。

14.22 青光眼术后

青光眼是眼球房水循环障碍(分泌过多或流出受碍)使眼内压升高的一种眼病。建议术后：(1)定期到眼科检测眼压，避免使用增高眼压的药品；(2)平时应避免情绪过度激动，饮食起居规律，禁烟酒、浓茶、咖啡并控制饮水量；(3)保护用眼：不要在强光下阅读、不要过度用眼；(4)佩戴偏光镜。

14.23 屈光不正

屈光不正指平行光线通过眼的屈光作用后不能在视网膜上形成清晰的图像，而在视网膜前方或后方形成像，它包括远视、近视及散光。建议患者定期到眼科验光、配镜。如果已经佩戴眼镜，矫正视力在 1.0 及以上，可继续佩戴原有眼镜；如矫正视力在 0.5 以下或自觉视觉障碍，建议到眼科重新验光、配镜。

14.24 弱视

弱视指两眼或单眼视力低于正常、又无眼部无器质性病变、佩戴眼镜后仍低于 0.9 者。大多数弱视是由斜视、远视、近视、散光引起的，也有先天性弱视。建议结合自身情况，进一步到眼科检查、治疗。

14.25 沙眼

沙眼是由沙眼衣原体引起的一种慢性传染性结膜角膜炎，因其在睑结膜表面形成粗糙不平的外观，形似沙粒，故名沙眼。建议用抗菌素或抗沙眼眼液及眼膏，定期到眼科诊治。

14.26 上睑下垂

上睑下垂是指提上睑肌和 Müller 平滑肌的功能不全或丧失，以致上睑呈现部分或全部下垂，轻者遮盖部分瞳孔，严重者瞳孔全部被遮盖，病因分为先天性、后天性和癔病性。上睑下垂可造成额部皱纹加深、高低眉和视力障碍等危害。建议到眼科就诊，必要时行手术矫正治疗。

14.27 视网膜动脉硬化

视网膜动脉硬化是眼睛视网膜动脉的一种非炎症性病变，可使动脉管壁增厚、变硬，失去弹性、管腔狭窄。建议监测血压、血糖、血脂，若有增高则需专科治疗，或到眼科定期复查眼底。

14.28 视网膜色素变性

视网膜色素变性是一种进行性、遗传性、营养不良性、退行性变病变。主要表现为慢性进行性视野缺失、夜盲、视力下降等，其并发症有白内障、近视及青光眼。建议结合相关病史，定期到眼科咨询和治疗。注意补充微量元素，可行中医中药治疗(活血化瘀补肾明目类药)及视神经视网膜营养药等治疗。

14.29 视网膜脱离术后

视网膜脱离是指视网膜神经上皮层与色素上皮层分离的病理状态，分为孔源性和非孔源性，以前者最为常见，临床表现为闪光感、飞蚊症、视野缺损及中心视力下降、眼压变低，晚期可发生慢性葡萄膜炎、虹膜后粘连、瞳孔闭锁，白内障形成等。建议术后避免激烈运动，定期到眼科检查。

14.30 视网膜中央动脉阻塞、视神经萎缩

视网膜中央动脉为终末动脉，阻塞后引起视网膜急性缺血和视神经萎缩等，而使视力急剧下降，甚至失明。神经萎缩分原发性和继发性两种。表现为视神经纤维的变性和消失，出现视野变化、视力减退或丧失。建议提供以往相关病史，到眼科行病因治疗，尽可能恢复或维持残余视神经纤维的功能。

14.31 双视神经萎缩

神经萎缩分原发性和继发性两种。表现为视神经纤维的变性和消失，出现视野变化、视力减退或散失。建议提供以往相关病史，到眼科行病因治疗，尽可能恢复或维持残余视神经纤维的功能。

14.32 无晶状体

无晶状体有两种可能，一种可能是曾行晶状体摘除术，另一种可能是晶状体脱位。建议提供相关病史，到眼科咨询、治疗。

14.33 先天性白内障

白内障是眼球内的晶状体因某些原因由透明变混浊而影响视力，甚至失明。先天性白内障与胎儿发育障碍、遗传，及母亲妊娠6个月前患某些病毒感染、缺乏维生素、营养不良、甲减等有关。建议：(1)定期到眼科检查，积极防治眼部其他疾病及全身性疾病；(2)平时少食动物脂肪和糖，多食富含天然维生素C的水果蔬菜如青菜、芹菜、白菜、番茄、草莓、柑橘、鲜枣等，多食含钙食物；(3)避免饮酒抽烟；(4)在户外佩戴防紫外线的眼镜。

14.34 霰粒肿

霰粒肿又称睑板腺囊肿，是因睑板腺管道阻塞致分泌物潴留睑板腺内，逐渐形成的慢性炎症性肉芽肿，是一种常见多发病。建议注意眼部卫生，饮食清淡，到眼科检查、治疗。

14.35 斜视

斜视是指两眼不能同时注视目标，属眼外肌疾病，分为共同性斜视和麻痹性斜视，其病因复杂，治疗方法包括：戴眼镜、戴眼罩遮盖、眼视轴矫正训练及眼肌手术等。建议到眼科进一步咨询、治疗。

14.36 倒睫

倒睫是睫毛向后方生长，触及眼球的不正常状况。它可以引起异物感、怕光、流泪症状，甚至引起眼球充血、结膜炎、角膜炎等，故建议及时到眼科治疗。

14.37 眼动脉硬化

动脉硬化是指随着年龄的增加，动脉管壁的弹力层和肌层逐渐失去弹性，是一个衰老的表现，眼底是全身动脉硬化的一个窗口。见于单纯的老年性生理性动脉硬化(50 岁以上)、全身疾病如动脉粥样硬化、高血压、糖尿病等的基础上出现眼底动脉硬化，老年性的一般无须药物治疗，平时注意少食高热量、高脂肪、高胆固醇类的食品，多食果蔬，戒烟戒酒，保持愉快心情、多运动即可；对有基础疾病的，需积极治疗原发病如高血压、糖尿病、高血脂等，定期到眼科诊察。

14.38 眼结石

眼结石又称结膜结石，是结膜上皮陷凹或深部管状隐窝等处堆积的脱落上皮细胞等的凝固物。多见于沙眼、慢性结膜炎等患者。本病轻者可自愈。建议根据自身情况，到眼科咨询、检查或治疗。

14.39 翼状胬肉

翼状胬肉是眼科常见的多发病，中医称"胬肉攀睛"，其为外界(风尘、烟雾、日光等)长期刺激下在睑裂部球结膜与角膜上形成的赘生组织，属慢性炎症性病变。建议平时注意避免风沙的刺激，可用眼药水滴眼，若胬肉增大影响视线或眼部不适，则建议到眼科手术治疗。

14.40　圆锥角膜

圆锥角膜是以角膜扩张、中央变薄向前突出呈圆锥形为特征的一种眼病，多于青春期发病，缓慢发展，表现为严重的不规则散光及高度近视。早期单纯眼镜可矫正，当出现不规则散光时则需要佩戴角膜接触镜，甚至角膜移植术。建议：(1)到眼科进一步检查，以便选择最佳的治疗方案；(2)平时注意饮食的营养搭配，避免油腻辛辣食物；(3)合理用眼，避免熬夜。

14.41　远视眼

远视眼是指眼在不使用调节时，平行光线通过眼的屈光系统屈折后，焦点落在视网膜之后的一种屈光状态，随着年龄增长眼球逐渐发育变长，远视度数会逐渐降低，故轻度远视一般不需配镜，但出现内斜视或伴有视疲劳时要及早配镜(凸透镜)。对于中年人的远视应配镜矫正，并每年复验一次；平时注意用眼卫生、注意眼压情况。

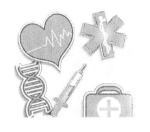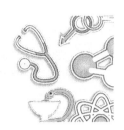

15. 耳鼻喉科

15.1　鼻出血

鼻出血是临床常见症状之一，多由鼻腔病变引起，偶有鼻腔临近病变，血液经鼻腔流出，如鼻腔干燥、鼻腔肿瘤或血液系统疾病。建议到耳鼻喉科查明原因，针对性治疗。

15.2　鼻窦炎(也称副鼻窦炎)

鼻窦炎指鼻窦(额窦、上颌窦、筛窦、蝶窦)黏膜的化脓性炎症。可呈一侧或双侧、一窦或多窦的炎症。表现为间歇性鼻多涕、嗅觉下降及头痛头昏。鼻窦炎常继发于上感或急性鼻炎。急性鼻窦炎应积极抗炎治疗，有时候甚至还要加用激素、麻黄素滴鼻治疗。若为慢性鼻窦炎则需在药物治疗的基础上行上颌窦穿刺、负压吸引、中医中药甚手术治疗。平时注意体育锻炼，增强体质，避免感冒。

15.3　鼻甲充血

鼻甲充血指鼻甲受炎症刺激时的表现，常见于急性鼻炎时。建议结合自身情况，到耳鼻喉科诊治。

15.4　鼻甲萎缩

由于鼻黏膜腺体萎缩、分泌物减少，出现鼻黏膜干燥、鼻腔宽大、最终鼻甲萎缩。表现为鼻咽部干燥、嗅觉障碍等。建议到耳鼻喉科咨询、诊治。

15.5　鼻前庭炎

鼻前庭炎是常见鼻腔内的一种细菌感染疾病，多有局部疼痛及鼻塞。建议到耳鼻咽喉科就诊。平时避免挖鼻孔，多摄入含维生素 A、维生素 B 的食物，注意保暖。

15.6 鼻腔肿物

鼻腔肿物种类很多，常见的有鼻息肉、下鼻甲水肿、鼻腔疖肿、囊肿等。建议到耳鼻喉科进一步明确病因并及时治疗。

15.7 鼻息肉

鼻息肉主要是由于慢性鼻炎、过敏性鼻炎致鼻黏膜长期充血、水肿所致，表现鼻塞、分泌物引流不畅等。建议：(1)到耳鼻喉科行激光或手术治疗，并彻底治疗鼻炎及鼻窦炎；(2)平时避免伤风感冒、戒烟酒、防御有害气体、粉尘对鼻咽部的刺激；(3)改掉挖鼻孔的不良习惯；(4)避免长期应用血管收缩剂；(5)加强体育锻炼，提高身体抵抗力。

15.8 鼻咽癌放疗术后

鼻咽癌是指发生在鼻咽腔顶部和侧部的恶性肿瘤，临床上常有鼻塞、涕中带血、耳闷堵感、复视及头痛等，治疗上以放疗为主，残余病灶可手术切除辅以化疗。建议定期到专科复查；饮食上选高蛋白、高纤维素、低脂肪、易消化的食物，戒烟酒，忌生冷辛辣食物。

15.9 鼻咽部囊肿

鼻咽部囊肿为鼻咽部局部腺体开口炎性阻塞而形成，如腺样体正中窝感染性囊肿或咽囊感染性囊肿。建议到耳鼻喉科进一步诊察，必要时行手术治疗。

15.10 鼻咽炎

鼻咽炎指鼻咽部黏膜、黏膜下及淋巴组织的炎症。常有鼻咽干燥不适、咳嗽、恶心、咽痛甚至头痛等症状。建议：(1)结合自身情况到耳鼻咽喉科咨询，检查；(2)平时注意保暖，多饮水，多吃新鲜果蔬，忌辛辣刺激性食物及冰凉饮品，避开吸烟、饮酒、熬夜等不良嗜好和习惯；(3)注意休息，保持环境通风良好；(4)坚持运动锻炼，如游泳、慢跑、快走等，以增强体质。

15.11　鼻中隔穿孔

鼻中隔穿孔指各种原因(如外伤、鼻中隔矫正术后遗症)导致的鼻中隔贯穿两侧鼻腔的永久性穿孔。建议到耳鼻喉科进一步做鼻镜检查后，选择鼻中隔黏膜修补或非手术闭合治疗。平时避免挖鼻孔，必要时用生理盐水冲洗鼻腔。

15.12　鼻中隔偏曲

鼻中隔偏曲指鼻中隔偏离中线向一侧或两侧弯曲或局部形成突起，可引起鼻功能障碍，若无鼻功能障碍可不作处理。建议：(1)戒除烟酒、避免刺激与感冒；(2)若出现鼻塞、鼻出血、头痛、经常感冒，甚至严重鼾声等症时，则需到耳鼻喉科行鼻中隔偏曲矫正术。

15.13　扁桃体摘除术后

扁桃体摘除术常用于反复发作的慢性扁桃体炎、扁桃体周围脓肿、肥大的扁桃体影响呼吸和进食时。摘除扁桃体后咽喉部可能更易受到细菌的侵害，建议平时注意加强体育锻炼，增强体质。

15.14　扁桃体肿大

扁桃体位于咽腭弓与舌腭弓之间的凹窝中，属人体淋巴系统的一员，具有抗细菌抗病毒的防御功能。扁桃体肿大多为细菌感染所致。建议：平时多饮水、少食干燥食物，禁烟酒，增强体质，避免上呼吸道感染；急性发作期在医生的指导下抗炎治疗，必要时到耳鼻喉科手术治疗。

15.15　扁桃腺炎

扁桃腺炎指扁桃体的红肿热痛。建议注意口腔卫生，早晚刷牙，饭后漱口。若出现喉痛、扁桃腺肿大，可用中西药物治疗。

15.16　变应性鼻炎

变应性鼻炎又称过敏性鼻炎，是一种基因与环境互相作用而诱发的多因素疾病。毛毯、家具、尘螨、花粉、动物皮屑、某些食物等都可能成为过敏原。建议：(1)加强耐寒锻炼，尽可能避免接触过敏原，做好通风、保暖、加强营养；(2)可选中、西医药物(如开瑞坦、伯克钠喷剂、珍巧康中药)、激光、微波等治疗；(3)定期到耳鼻喉科咨询、诊治。

15.17　单纯性鼻炎

　　单纯性鼻炎是鼻黏膜由于局限性、全身性、环境性等因素所致的可逆性炎症。建议：(1)可采用中、西医配合治疗以缓解症状；(2)盐水洗鼻，步骤为使用洗鼻器先冲洗鼻前庭，再冲洗鼻腔深层(避免脏东西带到鼻腔深层存积)，减少鼻炎发作；(3)平时坚持体育锻炼、增强体质。

15.18　耵聍

　　耵聍(俗称耳屎)是人体外耳道骨部皮肤的耵聍腺体分泌出的淡黄色油脂，干燥后成薄片状，具有保护外耳道皮肤及黏附外物的作用，当咀嚼、张口活动时可自行脱落排出，不提倡挖耳。当在耵聍被水浸渍、下颌运动障碍等情况影响下，耵聍不易排出致耵聍栓塞时，可到耳鼻喉科取出，或先用5%～10%的碳酸氢钠溶液滴耳、软化耵聍后再取出。

15.19　耵聍栓塞

　　耵聍栓塞指外耳道内耵聍(俗称耳屎)分泌过多或排出受阻，使耵聍在外耳道内聚集成团，其可影响听力和诱发炎症。建议：(1)到耳鼻喉科治疗；(2)平时注意保持外耳道清洁；(3)不要随便掏耳朵。

15.20　腭帆间隙狭窄

　　腭帆间隙狭窄患者应忌酒，低枕、侧卧位睡眠(后背垫枕头)。建议到耳鼻喉科就诊，做睡眠呼吸监测，了解低氧血症程度，必要时手术治疗。

15.21　耳后脓肿

　　耳后脓肿是由耳后皮肤及周围组织感染造成的。建议到耳鼻喉科就诊，平时注意营养均衡，饮食清淡。

15.22　耳鸣

建议：（1）到耳鼻喉科进一步做电测听等检查，并积极治疗(耳鸣超过一个月多无有效治疗方法)；（2）避免接触噪声，避免用耳毒性药物；（3）注意劳逸结合，保持心情舒畅，进行体育锻炼；（4）平时注意合理用耳，减少高脂类食物，戒除烟酒，防治心脑血管病。

15.23　耳前瘘管

耳前瘘管是耳廓在发育过程中融合不全的一种常见的先天性畸形，分为单纯型、感染型和分泌型。无症状或无感染者可不作处理；若局部瘙痒有分泌物时宜行手术治疗。建议：（1）结合自身情况，定期到五官科检查；（2）平时注意卫生习惯，避免揉搓挤压引起感染。

15.24　反流性咽喉炎

反流性咽喉炎是由于胃内容物反流到咽部，刺激、损伤咽部黏膜所引起的症状。建议避免过饱、晚餐过多，餐后勿立即休息并应适当抬高床头。戒烟戒酒，少食辛辣食物，少饮咖啡、浓茶。定期到耳鼻喉科复诊。

15.25　肥厚性鼻炎

肥厚性鼻炎是鼻黏膜由于局限性、全身性、环境性等因素所致的鼻部炎症、炎症持续存在致使鼻黏膜由水肿改变转为增生肥厚。严重鼻塞是其主要临床表现。建议：（1）结合自身情况，到耳鼻喉科检查或就医，遵医嘱选用滴鼻药、冷冻法、下鼻甲烧灼法或手术治疗等；（2）平时坚持运动，增强机体抵抗力，注意预防感冒。

15.26　肥厚性咽炎

咽炎为眼部的非特异性炎症，是各种微生物感染咽部而产生炎症的统称，或为某些疾病前驱症状，主要为病毒和细菌感染，分为急性咽炎与慢性咽炎，肥厚性咽炎为慢性咽炎的一种，其多在疲劳、受凉、烟酒过度、辛辣食物、烟雾、粉尘及有害气体的刺激下诱使本病复发。建议：（1）忌食刺激性食物或避开诱发因素，多饮水，可含服华素片、西瓜霜及中药泡饮；（2）或根据自觉症状的轻重，到耳鼻喉科检查或治疗；（3）坚持锻炼，增强体质。

15.27　干燥性鼻炎

干燥性鼻炎是由于鼻黏膜长期受某些化学物质、粉尘、致病微生物等刺激，导致黏膜腺体萎缩、分泌减少而引起，常有鼻腔干燥感，甚至鼻腔出血。建议：（1）保持室内清洁及湿度（使用加湿器），出门戴口罩，常做鼻部按摩及鼻腔冲洗，使用油剂滴鼻液及口服鱼肝油、维生素 B2；（2）合理饮食，多食蔬菜，少吃辛辣油炸食品，注意戒烟戒酒；（3）定期到耳鼻喉科检查。

15.28　鼓膜疤痕

鼓膜疤痕常见于急性坏死性中耳炎，因黏膜及腺体严重受损，渗出物驻留，以后机化玻璃变性形成硬化斑块，伴随听力下降。建议到耳鼻喉科进一步做纤维耳镜检查，了解疤痕化程度，以决定微手术治疗方案。

15.29　鼓膜内陷

鼓膜是分隔外耳与内耳的一层透明膜。鼓膜内陷是由于某些原因（中耳炎、鼻炎、气压损伤等）导致咽鼓管功能障碍，中耳与外界不相通，中耳腔内气体自行吸收形成相对负压，因而鼓膜出现内陷。建议积极治疗原发病，到耳鼻喉科门诊诊治，必要时做鼓膜穿刺、切开或置管等治疗。

15.30　过敏性鼻炎

过敏性鼻炎是一种基因与环境互相作用而诱发的多因素疾病。毛毯、家具、尘螨、花粉、动物皮屑、某些食物等都可能成为过敏原。建议：（1）加强耐寒锻炼，尽可能避免接触过敏原，做好通风、保暖，注意加强营养；（2）可选中医、西医药物（如开瑞坦、伯克钠喷剂、珍巧康中药）、激光、微波等治疗；（3）定期到耳鼻喉科诊察。

15.31　过敏性咽炎

过敏性咽炎是一种咽部黏膜的炎性病变，常常与鼻炎、咳嗽等同时发生，多表现咽痒致咳嗽不止，咽喉红肿疼痛，其多是粉尘或有害气体刺激诱发本病。建议：（1）避开诱发因素，多饮水；（2）到耳鼻喉科检查或治疗，必要时查找过敏原；

（3）坚持锻炼，增强体质。

15.32　鼾症

鼾症又称打鼾，打呼噜、睡眠呼吸暂停综合征，其是由于某些原因，如肥胖（软腭、悬雍垂、咽壁过多脂肪沉积）、鼻腔及咽喉部病变、颌面部发育畸形、舌体肥大等致睡眠时呼吸受阻，舌与软腭震动而产生粗重的声音。严重的鼾症可使睡眠呼吸反复暂停，造成大脑及血液严重缺氧，诱发高血压、冠心病、心律失常、心肌梗死、心绞痛甚至猝死。建议：（1）到耳鼻喉科就诊，进一步做睡眠呼吸监测，了解有无低氧血症，并根据缺氧程度、病因、年龄，选择呼吸机治疗或手术治疗；（2）平时要低枕、侧卧位睡眠（必要时后背垫枕头），饮酒者需忌酒，肥胖者需减轻体重及腹围；（3）定期到耳鼻喉科检查。

15.33　呼吸睡眠暂停综合征

呼吸睡眠暂停综合征即在睡眠中因上气道阻塞引起的呼吸暂停，又称睡眠呼吸暂停综合征，多见于肥胖、鼻咽腔狭窄者，是一种累及多系统并造成多器官损伤的睡眠呼吸疾病，是高血压、冠心病、心律失常、脑卒中的危险因素。建议：到耳鼻喉科就诊，做呼吸睡眠监测，必要时行 CPAP 等治疗。平时注意忌烟酒，低枕、侧卧位睡眠（后背垫枕头），并减轻体重。

15.34　急性鼻炎

急性鼻炎是由病毒感染鼻黏膜的急性炎性疾病，俗称伤风。病程为 7～10 天。建议多饮水、饮食清淡，注意休息及疏通大便。平时避免过度疲劳，坚持体育运动，增强抵抗力。

15.35　老年性聋

老年性聋为老年退行性改变。建议注意增强体质、避免噪音，可延缓耳聋的发生或加重；耳聋明显时可到五官科诊治，并选用适合自己的助听器。

15.36　慢性鼻炎

慢性鼻炎分为慢性单纯性鼻炎及慢性肥厚性鼻炎，前者为鼻黏膜水肿改变，后者鼻黏膜为增生肥厚改变。炎症可持续 3 个月以上或反复发作、迁延不愈，表现为不同程度的鼻塞及分泌物增多。建议：(1)戒烟酒，避免粉尘长期刺激；(2)避免长期使用鼻腔减充血剂(易致过敏性鼻炎)；(3)注意锻炼身体，增强机体抵抗力，预防感冒、气候变化，及时增减衣服；(4)定期到耳鼻喉科检查。

15.37 慢性单纯性咽炎

咽炎为咽部的非特异性炎症，是各种微生物感染咽部而产生炎症的统称，或为某些疾病前驱症状，主要为病毒和细菌感染，分为急性咽炎与慢性咽炎。慢性单纯性咽炎，指全身症状不明显，而以局部症状为主的咽炎。建议戒烟，少吃刺激性食物，尽量避免感冒，注意口腔卫生，加强锻炼，增强体质。

15.38 全组副鼻窦炎

全组副鼻窦炎指鼻窦(额窦、上颌窦、筛窦、蝶窦)黏膜的化脓性炎症。表现为间歇性鼻多涕、嗅觉下降及头痛头昏。急性鼻窦炎应积极抗炎治疗，甚加用激素、麻黄素滴鼻治疗。若为慢性鼻窦炎则需在药物治疗的基础上行上颌窦穿刺、负压吸引、中医中药甚手术治疗。平时注意体育锻炼，增强体质，避免感冒。建议到耳鼻喉科进一步做磁共振检查，并遵医嘱行相关治疗。

15.39 软腭弓息肉

软腭弓息肉指长在软腭弓黏膜表面的赘生物，多属良性病变。建议到耳鼻喉科进一步诊察，必要时行手术治疗。

15.40 上颌窦炎

上颌窦炎是上颌窦的炎性病变，可单发，或多窦受累，有急性及慢性之分。慢性上颌窦炎主要为前鼻滴涕或后鼻滴涕，表现为痰多且臭。建议到耳鼻喉科诊察，根据医生建议选择相应的检查及治疗。

15.41 上颌窦黏膜下囊肿

上颌窦黏膜下囊肿，其属鼻窦黏囊肿之一，是由于鼻窦黏膜内黏液腺阻塞、分泌物储留而形成，其生长缓慢，可自然破裂。单纯的鼻窦黏囊肿常无症状(偶有前额头痛、同侧上列牙痛等），多在鼻窦 X 线检查中无意发现，且多数病例无须手术切除。

15.42　舌骨囊肿

舌骨囊肿是甲状舌管未退化或者未完全退化消失而产生的。建议定期到口腔外科或者普外科复诊，必要时复查 CT 等。

15.43　神经性耳鸣

神经性耳鸣亦称感音神经性耳鸣，指听神经、耳蜗听觉中枢引起的耳鸣。建议：（1）到耳鼻喉科进一步积极诊治（耳鸣超过一个月多无有效治疗方法）；（2）平时注意合理用耳，减少高脂类食物，戒除烟酒嗜好，防治心脑血管病；（3）避免接触噪声，避免用耳毒性药物；（4）注意劳逸结合，保持心情舒畅，进行体育锻炼。

15.44　声带息肉

声带息肉是发生于声带的良性增生性病变，也是一种特殊类型的慢性喉炎。多见于有反应过激、喊叫等不良发声习惯的人群，声嘶为其主要表现。建议：（1）到耳鼻喉科做喉镜检查明确并治疗（药物或手术）；（2）平时注意声带休息，注意控制情绪，改掉不良的用声习惯；（3）改变不良生活习惯如烟酒、辛辣嗜好，避免咖啡、浓茶等。

15.45　声带小结

声带小结是由炎性病变引起的特殊类型的慢性喉炎，表现为声嘶。主要见于儿童和教师。建议：（1）到耳鼻喉科检查、治疗；（2）平时不要用嗓过度，感冒时要注意休息；（3）要改变不良的生活习惯，如烟酒、辛辣嗜好，唱后冷饮等。

15.46　声嘶原因待查

声嘶指发声时失去正常圆润、清亮的音质，变得毛、沙、哑、嘶，引起声嘶的原因有急慢性喉炎、喉外伤、喉异物、声带小结、声带息肉、声带喉室囊肿、喉的良性或恶性肿瘤及喉外疾病（如甲状腺、纵隔肿瘤、中枢性失声）等。建议到耳鼻喉科进一步做喉镜等检查以明确诊断并治疗。

15.47 听力减退

建议：（1）注意合理用耳，减少高脂类食物的摄入，戒除烟酒，防治心脑血管病；（2）避免接触噪声，避免用耳毒性药物；（3）注意劳逸结合，保持心情舒畅，进行体育锻炼；（4）口服维生素 A、B、C、E 等；（5）到耳鼻喉科做电测听检查，必要时佩戴助听器。

15.48 外耳道湿疹

湿疹是多种内外因素引起的一种具有渗出倾向的皮肤炎症表现。可局部也可泛发，发生在外耳道内称外耳道湿疹。建议平时避免易致敏和刺激性食物，如鱼、虾、酒、浓茶等。定期到皮肤科诊察。

15.49 外耳道真菌感染

外耳道真菌感染是真菌侵入外耳道引起的亚急性或慢性炎性病变，可有外耳道发痒、闷胀不适、听力减退、疼痛及流脓等症，游泳、沐浴、挖耳损伤为其主要诱发因素。建议到耳鼻喉科抗真菌治疗，如用生理盐水或双氧水清洗真菌团块及痂皮后局部涂达克宁治疗。平时注意纠正挖耳习惯，并保持外耳道干燥。

15.50 萎缩性鼻炎

萎缩性鼻炎是一种发展缓慢的鼻腔慢性炎症疾病。表现为鼻咽干燥感、鼻塞、头痛头昏及嗅觉障碍。建议：（1）口服维生素 A 及维生素 B2，局部应用雌激素喷雾或软膏涂抹，必要时局部加用抗生素；（2）保持鼻腔湿润及清洁：冲洗鼻腔，使用油剂滴鼻液，避免挖鼻孔；（3）戒除烟酒，避免刺激；（4）到耳鼻喉科检查或治疗。

15.51 悬雍垂息肉

悬雍垂息肉指悬雍垂上的良性肿块。建议定期到耳鼻喉科检查，当出现压迫症状时需手术治疗。

15.52 悬雍垂新生物

悬雍垂指口腔内软腭游离缘向下突出的部分，其主要作用是吞咽时防止食物和液体倒流入鼻腔。悬雍垂新生物有良性病变及恶性病变之分。建议到耳鼻喉科进一步诊治。

15.53 血管运动性鼻炎

血管运动性鼻炎是鼻腔受到多种因素(心理情绪、外界刺激、内分泌、药物、感染等)刺激导致血管扩张、腺体分泌增多而引起的相应临床症状，如间隙性鼻塞、水样鼻涕伴发作性喷嚏。建议到耳鼻喉科进一步检查明确。平时注意掌握生活节奏，稳定情绪，不要过度疲劳与紧张。

15.54 咽部新生物待查

咽部出现的新生物多见于息肉、囊肿、肿瘤等，其中以息肉最为常见，但对肿物性质的判断需依靠病理检查。建议到耳鼻喉科进一步做喉镜等检查以明确诊断。平时注意戒除烟酒嗜好，少食辛辣食品，锻炼身体，增强体质。

15.55 咽乳头状瘤

咽乳头状瘤是咽部较常见的良性肿瘤，可能与病毒感染有关，系皮肤或黏膜上皮及其结缔组织向表面呈乳头状突起形成。多数病人无自觉症状，少数可有咽干、痒、异物感等。建议到耳鼻喉科进一步就诊，必要时手术治疗。

15.56 咽炎

咽炎为咽部的非特异性炎症，是各种微生物感染咽部而产生炎症的统称，或为某些疾病前驱症状，主要为病毒和细菌感染，分为急性咽炎与慢性咽炎，后者包括慢性单纯、慢性肥厚及萎缩性咽炎，其多在疲劳、受凉、烟酒过度、辛辣食物、烟雾、粉尘及有害气体刺激时而诱发本病。建议：(1)忌食刺激性食物或避开诱发因素，多饮水，可含服华素片、西瓜霜及中药泡饮；(2)或根据自觉症状的轻重，到耳鼻喉科检查或治疗；(3)坚持锻炼，增强体质。

15.57　咽隐窝不对称

　　咽隐窝在鼻咽部一凹陷区域，其不对称可为生理性的和病理性的，病理性见于慢性鼻咽炎(表现为鼻咽壁弥漫性增厚、局部软组织肿块、鼻咽形态怪异等)、新生物。可行 CT 检查加以鉴别，或到耳鼻喉科进一步诊察。

15.58　中耳炎

　　中耳炎是累及中耳(咽鼓管、鼓室、鼓窦及乳突)全部或部分结构的炎性病变，分为化脓性及非化脓性炎症。建议：(1)预防感冒，谨慎游泳，防止耳内进水；(2)避免用耳毒性药物，定期到耳鼻喉科复诊。

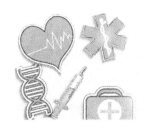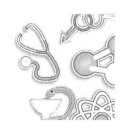

16. 口 腔 科

16.1 残根残冠

针对残根残冠进行根管治疗、桩冠修复或拔除残根。平时注意口腔卫生及保健，养成早晚刷牙、餐后漱口或使用牙线的良好习惯，每半年或 1 年洁牙一次，并使用正确的刷牙方法。

16.2 口腔扁平苔藓

扁平苔藓不是藓，而是发生于皮肤、黏膜的，具有复发性、瘙痒性的慢性皮肤疾病，口腔扁平苔藓多发生在口腔颊黏膜处，其病因不清楚，但发病可能与精神因素、内分泌因素、免疫因素或感染因素等有关，病变顽固难治，但预后良好。建议根据自身发病经过、有无症状或治疗情况，到口腔科咨询或治疗，平时可适当补充维生素 B1 及 B12。

16.3 口腔溃疡

口腔溃疡是一种常见的发生于口腔黏膜的溃疡性损伤病症，病因可能有局部创伤、精神紧张、食物、药物、营养不良、激素水平改变及维生素或微量元素缺乏。治疗以消除病因、增强体质、对症治疗为主，局部可采用药物含服或使用溃疡贴等。经久不愈大而深溃疡应及时到口腔科就诊，排外其他病变。

16.4 龋齿

龋齿是由于口腔内的细菌与食物残渣等形成带腐蚀性的酸性物质，粘附在牙齿表面，最终造成牙齿损坏，出现小孔或腐烂，又称蛀牙。建议：(1)到口腔科行局部药物疗法、窝沟封闭或修复性治疗；(2)平常养成天天刷牙的好习惯；(3)合理营养，多食含磷钙维生素的食品，如豆类、肉骨头汤、海带、牛奶、新鲜蔬菜及水果。

16.5　松动牙

成人松动牙常见于中重度牙周病、合创伤、急性根尖周炎等导致牙槽骨吸收所致。建议：(1)1~2度松动牙，到口腔科进行相关治疗以缓解松动；(2)3度牙松动若经基础治疗未见好转，则应考虑拔除松动牙，以减缓牙槽骨的进一步吸收；(3)平时注意口腔卫生及保健，餐后清洁口腔(漱口或使用牙线清洁)，少食甜食及辛辣刺激性食品；(4)到口腔科咨询、诊治。

16.6　楔状缺损

牙楔状缺损指牙的齿唇、颊侧及颈部因刷牙、酸性渗出物及长期咀嚼出现的缓慢消耗形成楔形的缺损，严重的缺损可能导致牙髓病、尖周病。建议：(1)根据自身情况，到口腔科进一步补牙治疗；(2)平时注意改变刷牙方法，避免横竖、用力过大地刷牙，选用软毛刷，脱敏牙膏。

16.7　牙固定桥

固定桥是固定义齿的一种。它主要以天然牙作为基牙(类似桥基)，通过粘固剂将义齿粘固于基牙上，患者不能自行取下。针对牙固定桥，要避免进食过硬食物，并定期到口腔科诊治。

16.8　牙活义修复

牙活义指设计科学、制作工艺好、能活动的修复体(活动义齿)。建议保持口腔清洁，常用洗必泰液浸泡假牙，避免托牙性口炎的发生，定期到口腔科检查、诊治。

16.9　牙结石

牙结石是由于食物残渣、唾液中的矿物质，在菌斑的酸蚀作用下堆积、附着在牙齿上(龈上和/或龈下)的一种衍生物，不易脱落，其形成原因与唾液成分、饮食习惯和口腔卫生习惯等因素有关。牙结石易导致牙龈炎、牙周病、牙齿松动甚脱落。建议遵医嘱定期到口腔科洁牙护理(每半年或1年洁牙一次)，并养成早晚刷牙、餐后漱口或使用牙线的习惯。

16.10　牙裂

牙裂见于牙齿外伤、咬到硬物和根管治疗的牙齿没有及时进行冠状修改等。建议到口腔科先治疗，必要时拔除。平时注意口腔卫生及保健，进餐后注意清洁口腔，选择正确的刷牙方法或学会使用牙线清洁口腔。每半年或1年洁牙一次。

16.11　牙缺失

牙缺失(缺牙)的常见原因是早期的龋齿或意外事故所造成，建议到口腔科镶牙治疗；平时注意口腔卫生及保健，进餐后注意清洁口腔，选择正确的刷牙方法或学会使用牙线清洁口腔。每半年或1年洁牙一次。

16.12　牙龈炎

牙龈炎指发生在牙周围的软组织的急慢性炎症，表现为红、肿、胀痛。建议：(1)通过专科医生进行洁牙，彻底清除菌斑及牙石，局部药物(1%过氧化氢、复方氯己定含漱液、碘制剂)治疗，甚口服抗生素治疗；(2)平时要保持良好的口腔卫生习惯，餐后认真刷牙，或使用牙线清洁口腔；(3)定期(半年~2年)进行复查、维护，保持疗效，防止复发。

16.13　牙周病

牙周病主要是由于粘附于牙齿表面的微生物群及沉积矿物质形成的牙石、食物残渣嵌塞导致细菌滋生而引起的局部炎症，可由牙龈炎发展而来。主要危害是导致牙齿松动、过早脱落。建议：(1)到口腔科洁牙(龈上和/或龈下)、牙周维护治疗；(2)养成早晚刷牙、餐后漱口或使用牙线的习惯，每半年或1年洁牙一次。

16.14　牙周炎

牙周炎是由于牙菌斑、牙结石、创伤性咬合、食物嵌塞等引起牙周组织的炎症，常引起牙龈出血、口臭、牙周袋、牙周溢脓、牙齿松动。建议：(1)到口腔科行牙周维护治疗；(2)平时注意口腔卫生及保健，进餐后注意清洁口腔，选择正确的刷牙方法或学会使用牙线清洁口腔，每半年或1年洁牙一次。

16.15　因病待拔牙

平时注意口腔卫生及保健，进餐后注意清洁口腔，使用正确的刷牙方法或学会使用牙线清洁口腔。每半年或 1 年洁牙一次。

16.16　阻生牙

阻生牙是指牙在颌骨内不能萌出到咬合位置。覆盖在阻生牙上面的牙龈与阻生牙之间易藏污纳垢，滋生细菌引起口臭、龋坏甚发炎，还会引起邻牙松动、牙槽骨吸收等症，若阻生牙被邻牙阻挡可能完全被骨组织包埋。建议到口腔科就医，医生将根据可能发生或已发生的症状或问题，行龈切或阻生牙拔除。

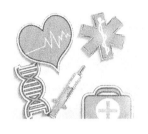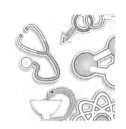

17. 传染科

17.1 甲肝抗体阳性

检查结果为甲肝 IgM 抗体阳性，表明有甲型肝炎。建议复查甲肝抗体，到消化科或传染病院就诊。

17.2 丙型病毒性肝炎抗体阳性

建议做丙肝病毒 RNA 定量分析，注意饮食卫生，防血性传染，定期复查肝功及乙肝两对半，定期到专科医院检查治疗。

17.3 戊型肝炎病毒 IgG 抗体阳性

"戊型肝炎病毒 IgG 抗体阳性"提示可能是既往感染过戊肝病毒现已痊愈，无须治疗。

17.4 乙肝表面抗原及三抗体阳性

可能是感染过乙肝病毒，多见于乙肝感染后的早期恢复期或乙肝慢性携带。建议结合以往相关情况，加做病毒 DNA 测定或到传染科、传染病院进一步复查确定。

17.5 乙肝大三阳

乙肝大三阳代表体内病毒有复制、具有较大的传染性。乙肝的主要传播途径有血液、性、母婴及破损的皮肤黏膜，日常接触不易传染。乙肝大三阳在伴有肝功能长期失调、肝 B 超有病理性改变的情况下，可能会导致肝纤维化、肝硬化甚至肝癌的发生。若体检结果显示为"乙肝两对半示大三阳"，建议结合以往相关情况及乙肝病毒 DNA 复制情况，到消化科或专科医院咨询或治疗。

17.6　乙肝小三阳、乙肝病毒<500/拷贝

乙肝两对半检测是了解人体是否感染乙肝病毒最直接的检查。检测结果显示乙肝表面抗原（HBsAg）阳性、乙肝 e 抗体阳性（HBeAb）、乙肝核心抗体（HBcAb）阳性，又称为乙肝小三阳，此结果为既往感染或接触过乙肝病毒。当乙肝病毒 DNA 检测<500/拷贝时，提示不具传染性，考虑为慢性乙肝病毒携带。建议定期（1 年）复查肝功及二对半，到消化科咨询、诊治。

17.7　乙肝小三阳+乙肝表面抗体阳性

若检查结果为"乙肝小三阳+乙肝表面抗体阳性"表示可能为既往感染或接触过乙肝病毒。建议结合以往相关情况，到消化科咨询、诊治。

17.8　乙型肝炎表面抗体、e 抗体、核心抗体阳性

若检查结果为"乙型肝炎表面抗体、e 抗体、核心抗体阳性"表示可能感染过乙肝病毒后所产生的抗体，乙肝表面抗体具有保护作用。建议定期复查。

17.9　乙型肝炎表面抗体阳性

若检查结果为"乙型肝炎表面抗体阳性"表示可能感染过乙肝病毒，乙肝表面抗体具有保护作用。核心抗体阳性间接说明病毒复制。建议定期复查。

17.10　乙肝抗-HBe 阳性、乙肝抗-HBc 阳性

若检查结果为"乙肝抗-HBe 阳性、乙肝抗-HBc 阳性"表示可能有下列 3 种可能：（1）既往感染过乙肝病毒；（2）急性乙肝病毒感染恢复期；（3）少数人仍有传染性。建议检查乙肝 DNA，必要时到消化科治疗。

17.11　自身免疫性肝病

自身免疫性肝病是患者自身免疫系统攻击肝脏引起的炎症和肝细胞坏死，其特征是慢性和进展性的，主要包括自身免疫性肝炎（AIH）、原发性胆汁性肝硬化（PBC）及原发性硬化性胆管炎（PSC）。自身抗体检测对自身免疫性肝病的诊断、分

型及鉴别诊断有重要意义。建议结合自身情况，定期到消化科诊察。

17.12　自身免疫性肝炎

自身免疫性肝炎是由于自身免疫反应介导的慢性进行性肝脏炎症性疾病，其临床特征为不同程度的血清转氨酶升高、高 γ-球蛋白血症、自身抗体阳性(抗肝肾微粒体抗体 LKM-1，或抗肝细胞胞浆抗体 LC-1，或抗可溶性肝抗原抗体 SLA)。大多数患者表现为慢性肝炎，约 34% 的患者仅发现肝功能异常。建议结合自身情况定期到消化科诊察。

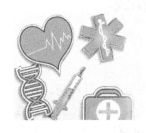
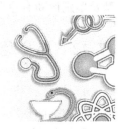

18. 皮肤科

18.1 疤痕疙瘩

疤痕疙瘩是由于结缔组织过度增生而形成。多见于疤痕体质者在创伤、外伤或蚊虫叮咬后出现的凸出于皮肤色红或暗红、条索状、蝴蝶状、圆形不规则形等的疤痕结构，伴痒或刺痛。建议：(1)饮食清淡，多吃果蔬及海带(但禁柑橘类)，少食油脂、甜食类食物；(2)避免外伤，减少疤痕疙瘩形成的机会；(3)定期到皮肤科检查，若疤痕疙瘩出现破损、溃疡，及临近的淋巴结肿大时，则应及时到皮肤科就诊。

18.2 白斑病

皮肤白斑除见于白癜风外，还可见于许多皮肤病，表现为皮肤黏膜色素脱失斑，可发生在全身任何部位，多为局限性。建议到皮肤科进一步明确诊断并治疗。

18.3 白癜风

白癜风是一种常见多发的色素性皮肤病，是皮肤中的黑素细胞数量减少或消失，导致皮肤局部或泛发性色素脱失而形成白斑，其发生可能与遗传缺陷有关。建议到皮肤科检查或治疗。

18.4 带状疱疹

带状疱疹是由水痘-带状疱疹病毒引起的急性感染性皮肤病，表现为簇集状水泡，伴明显疼痛，一般有单侧性和按神经节段分布的特点，好发于肋间神经、颈神经、三叉神经和腰骶部神经支配的区域。建议到皮肤科进行抗病毒、抗神经痛等治疗，并接受进一步诊治。

18.5　淀粉样变

皮肤淀粉样变实际上与淀粉无关，其是指淀粉样蛋白(球蛋白和粘多糖的复合物)沉积于组织或器官，导致组织或器官不同程度机能障碍的疾病，多与遗传或代谢障碍有关，可分为原发性和继发性，原发性皮肤淀粉样变仅是皮肤受损而不累及内脏，据皮损形态分为苔藓样、斑状、结节样、异色病样、皮肤萎缩样等，建议到皮肤科、遗传病科检查或治疗，平时保持良好健康的生活方式：增加营养性食物的摄入，多食新鲜的果蔬，保持大便通畅，不食油炸油腻食品，戒烟戒酒，禁辛辣刺激性食物，坚持适当运动；保持卫生，温水洗浴，避免过度搔抓、防止感染、禁用剧毒药物外捺、刀削针挑。

18.6　毛囊炎

毛囊炎为整个毛囊细菌感染发生化脓性炎症。建议到皮肤科就诊，必要时局部外用或者口服抗生素治疗。

18.7　面部血管瘤

面部血管瘤是由血管异常增生所引起，属血管畸形或错构瘤性质。多数属于先天性的，长在颜面及四肢暴露部位可以影响容貌。少数会压迫、破坏周围组织器官的功能和形态，影响人体的生长发育。有的可以反复出血、感染，极少数人会产生恶变，甚至危及生命。建议结合自身情况，到皮肤科诊治，必要时采用冷冻治疗和激光治疗等。

18.8　皮肌炎史

皮肌炎是一种自身免疫性疾病，主要累及横纹肌，呈以淋巴细胞浸润为主的非化脓性炎症病变，表现为皮肤发红、水肿、肌肉发生炎症，引起肌无力、疼痛，其起病隐匿，病情迁延。建议：(1)继续专科治疗，以缓解症状及控制病情发展；(2)避免日光直接照射；(3)避免进食易引起过敏的食物如海产品，忌食辛辣刺激性食物，少食油腻食品；(4)保证充足的睡眠及心情舒畅，适度运动，劳逸结合。

18.9　皮下脂肪瘤

脂肪瘤为良性肿瘤，一般不会引起严重后果，但可以有疼痛、不适，瘤体可以长大。建议定期到外科检查，必要时行手术治疗。

18.10　皮炎

皮炎是指由各种内、外部感染或非感染性因素导致的皮肤炎症性疾患的一个泛称，皮肤可出现斑疹、丘疹、水泡、苔藓样变等。建议：（1）到皮肤科查明原因，并针对病因进行治疗；（2）平时宜多补充维生素 C，禁吃烧烤食物，少食油炸、辛辣食物，少饮酒。

18.11　皮疹

皮疹是一种皮肤病变，从单纯的皮肤颜色改变到皮肤表面隆起或出现水泡，可分为斑疹、丘疹、斑丘疹、紫癜、出血性丘疹等，导致皮疹的原因有多种，如对某种食物及药物过敏，冷、热、日光和机械、化学性刺激，感染、昆虫叮咬等，建议提供相关情况，到皮肤科就医。

18.12　皮脂腺瘤

皮脂腺瘤为良性肿瘤，一般不会引起严重后果，但可以有疼痛、不适，瘤体可以长大。建议到外科治疗。

18.13　腮腺瘤

腮腺瘤多见于中年人。一般无明显自觉症状(无疼痛、瘙痒)，生长缓慢，病程可达数年甚至数十年之久，部分腮腺可发生恶变，建议到耳鼻喉科就诊，定期复查。

18.14　上肢纤维瘤

纤维瘤是由分化良好的皮下结缔组织构成，为良性病变，其一般较小，触诊时边缘清楚、表面光滑、质地较硬、可以推动，若混有其他成分，则成为纤维肌瘤、纤维腺瘤、纤维脂肪瘤等。因瘤体生长缓慢，很少发生恶变，治疗以手术切除为主。建议结合自身情况，定期到皮肤科诊治，必要时手术切除。

18.15　手足癣

手足癣是指皮肤癣菌侵犯指趾、趾间、掌跖部所引起的感染。足癣俗名"香港脚"、脚气。手癣常由足癣感染而来。在游泳池及公共浴室中穿公用拖鞋易感染足癣。注意保持手、足干燥及卫生，避免使用公共拖鞋、毛巾及浴盆。可外用抗真菌药物治疗。

18.16　腋窝淋巴结肿大待查

腋窝淋巴结肿大的原因可分为良性肿大、恶性肿大及介于良、恶性间的肿大。具体见于各种感染、结缔组织疾病和变态反应，原发于淋巴结的恶性肿瘤(如淋巴瘤、白血病等)及恶性肿瘤的淋巴结转移(如肺癌、胃癌、乳腺癌)。建议密切观察，定期到外科诊察。

18.17　银屑病

银屑病是一种常见的慢性复发性皮肤炎症性疾病，属多基因遗传疾病，在创伤、感染、精神神经因素等情况下诱发。皮损表现为红色丘疹或斑丘疹，可融合成片，境界清楚，表面覆盖银白色鳞屑。建议：(1)到皮肤科进一步明确诊断；(2)平时注意勤沐浴，但少搓擦，可选焦油浴、矿泉浴和药浴；(3)注意增强体质，避免上呼吸道感染、扁桃体炎、咽炎等感染的发生；(4)注意心理调节，避免过于激动或焦虑，规律生活，保证充足的睡眠。

18.18　硬化症

多发性硬化病(症)是一种特定性针对中枢神经系统白质，导致其脱髓鞘的自身免疫病，多发于青壮年男性。首发症状为肢体发木、感觉异常、共济失调及眼部症状(眼球震颤、复视或视力减弱)。建议到神经科检查、治疗；平时注意适度运动锻炼，避免外伤、受寒等诱发因素，起居规律，避免过劳、高温热疗。

18.19　硬皮病史

硬皮病是一种以皮肤炎症、变性、增厚和纤维化，进而硬化和萎缩为特征的结缔组织病，该病可引起多系统的损害。初发有雷诺氏现象，并伴有乏力、肌肉骨骼痛等非特异性症状，后出现皮肤肿胀增厚及其他脏器表现。建议：(1)遵医嘱使用糖皮质激素、免疫抑制剂、改善循环等治疗；(2)定期到内分泌科或风湿科诊察；(3)平时注意全身保暖，避免受凉，吸烟者需戒烟。

18.20　疣

疣是由人类乳头瘤病毒引起的一种皮肤表面赘生物。建议到皮肤科治疗，平时注意忌辛辣热性食品，多吃新鲜果蔬。保持大便通畅。

18.21　赘生物

赘生物是指机体或器官内外面在病理过程中形成的各种突出物的总称，按其性质分为非肿瘤性和肿瘤性两种。建议定期复查，必要时专科手术治疗。

18.22　基底细胞癌术后

基底细胞癌又称基底细胞上皮瘤，是基底上皮细胞低度恶性的皮肤肿瘤，多见于中老年人。其生长慢、转移少，手术和放疗效果佳，预后较好。建议：(1)定期到皮肤科或肿瘤科复查；(2)平时注意多食富含维生素 C、维生素 E 及维生素 A 等抗氧化物食品，忌阳光浴。

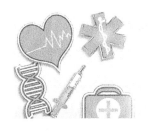
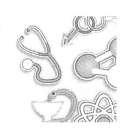

19. 体 格 检 查

19.1 肥胖

国际上常用体重指数来衡量人体胖瘦程度以及是否健康的一个标准。体重指数（BMI）= 体重（公斤）÷ 身高²（m），中国成人 BMI 值在 18.5~23.99 为正常，BMI ≥ 28 为肥胖。建议以控制饮食和增加运动为主来减轻体重；注意合理膳食，饮食低盐低脂，多食蔬菜，坚持体育锻炼，并关注血糖、血脂变化。

19.2 上腹剑突下压痛

剑突下压痛可见于局部外伤、剑突软骨骨折、慢性浅表性胃炎等，建议结合自身情况，提供有无外力撞击，以及有无消化道症状，或观察疼痛性质及程度变化，到消化科或外科就医。

19.3 体重超重、血脂偏低

体重是反映和衡量一个人健康状况的重要指标之一，肥胖、过重或过瘦都不利于健康，国际上常用体重指数（BMI）来衡量人体胖瘦程度，即用体重公斤数除以身高米数的平方得出的数字，但该标准不适于运动员、正做重量训练等人群。最新中国成人标准体重指数在 18.5~23.99 范围内，BMI ≥ 24~27.99 为超重。建议结合自身情况，非运动员在坚持运动锻炼的同时，应注意均衡营养、合理膳食，增加对优质蛋白（牛肉、鱼肉、鸡蛋等）的摄入。

19.4 体重超重（24≤BMI≤27.99，男）

国际上常用体重指数（BMI）来衡量人体胖瘦程度以及是否健康的一个标准，其计算方法为体重（公斤）÷ 身高²（m），但该标准不适于运动员、正做重量训练等人群。最新中国成人标准体重指数在 18.5~23.99 范围内，BMI ≥ 24~27.99 为超重，检查结果若为超重，建议结合自身情况，非运动员者以控制饮食和增加运动为主来减轻体重，注意合理膳食、饮食低盐低脂，多食蔬菜，并坚持体育锻炼。

19.5　体重超重(24≤BMI≤27.99，女)

体重是反映和衡量一个人健康状况的重要指标之一，肥胖、过重或过瘦都不利于健康，国际上常用体重指数(BMI)来衡量人体胖瘦程度，即用体重公斤数除以身高米数的平方得出的数字，但该标准不适于运动员、正做重量训练、孕期或哺乳期妇女等人群。最新中国成人标准体重指数在 18.5~23.99 范围内，BMI≥24~27.99 为超重，体检结果为超重，建议以控制饮食和增加运动为主来减轻体重，注意合理膳食、低盐低脂饮食、多食蔬菜，并坚持体育锻炼。

19.6　体重偏低(BMI<18.5)

体重是反映和衡量一个人健康状况的重要指标之一，过重或过瘦都不利于健康。医学上常用体重指数来衡量人体胖瘦程度，最新中国成人标准体重指数在 18.5~23.99 范围内。体重指数低于 18.5 为偏瘦或偏低，建议加强营养，多吃高蛋白饮食，保持睡眠 6 小时以上/天，使 MBI 达到或接近标准值。

19.7　下腹压痛

腹痛是临床上非常常见的症状，下腹正中压痛可能是女性盆腔炎、子宫、膀胱和肠道疾病，男性前列腺炎、直肠炎、膀胱和尿道结石与炎症；左下腹压痛可有乙状结肠炎、女性附件炎或宫外孕、男子精索炎等；右下腹压痛可有阑尾炎、升结肠肿瘤、尿路结石、女性卵巢扭转等，可根据伴有发热、便血、腹部肿块、血尿等症状综合判断，如果腹痛经常发作，要观察腹痛伴随症状、疼痛持续时间、疼痛性质及加重程度，如疼痛不缓解及时到相关科室就诊。

19.8　下肢水肿待查

下肢水肿在生活中很常见，轻微的浮肿大部分会自动消退，但有时浮肿是某些疾病的表现之一，如肾脏疾病、肝脏疾病、心功能不全、下肢深静脉血栓、营养不良、静脉淋巴阻塞性水肿、炎症性水肿、甲减及某些药物的应用(钙拮抗剂、糖皮质激素)等。建议结合自身情况到血管外科或相关疾病专科进一步咨询或诊治。

19.9　心脏杂音

心脏杂音指正常心音之外心脏收缩和舒张时，血液在心脏或血管内湍流致心脏和瓣膜振动产生的异常声音，其可见于正常人，但更多见于心血管疾病患者，如高血压心脏病、风心病和先心病等。建议到心内科咨询诊治，必要时心脏彩超检查。

19.10　右上腹压痛

右上腹是胆囊肝脏所在地，右上腹压痛主要病因有胆囊炎、胆石症、肝炎、肝脓肿等，需结合有否放射痛、乏力、厌食、黄疸等综合判断。建议提供相关病史，如果腹痛经常发作，要观察腹痛伴随症状、疼痛持续时间、疼痛性质及加重程度，及时到消化科或肝胆科进一步诊察。

19.11　右下腹压痛

外科触诊右下腹压痛。右下腹痛常源于阑尾、结肠、卵巢，可出现阑尾炎、升结肠肿瘤、尿路结石、卵巢扭转等，要根据是否伴有发热、便血、腹部肿块、血尿等症状综合判断。如果腹痛经常发作，要观察腹痛伴随症状、疼痛持续时间、疼痛性质及加重程度，如疼痛不缓解，及时到相关科室就诊。

19.12　左上腹压痛

左上腹部疼痛的原因可能是脾周围炎、胰体胰尾肿瘤、脾切综合征、胰腺炎、脾曲结肠肿瘤等。除了消化道疾病以外，还有可能是别的系统的病，比如游走肾、肾盂肾炎、泌尿系结石等。建议提供相关病史，如果腹痛经常发作，要观察腹痛伴随症状、疼痛持续时间、疼痛性质及加重程度，及时到消化科进一步诊察。

19.13　左下腹压痛

左下腹痛常源于乙状结肠、输尿管、肾脏和子宫附件等，要根据是否伴有发热、便血、腹部肿块、血尿等症状综合判断。如果腹痛经常发作，要观察腹痛伴随症状、疼痛持续时间、疼痛性质及加重程度，如疼痛不缓解，及时到相关科室就诊。

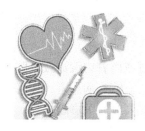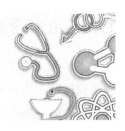

20. 心电图

20.1 一度房室传导阻滞

房室传导阻滞是心脏在电激动传导过程中心房心室之间出现的传导异常，使心脏不能正常收缩和泵血。可见于心肌炎、迷走神经兴奋、药物不良反应、器质性心脏病、传导系统退行性变等。一度房室传导阻滞可无症状，或偶有心悸、心脏停跳的感觉。建议提供相关病史或有可能导致的因素，定期复查心电图，或到心脏内科诊治。

20.2 二度房室传导阻滞 I 型

房室传导阻滞是指激动自心房传向心室过程中出现传导延缓或中断的现象，使心脏不能正常收缩和泵血。根据阻滞程度分为一、二、三度。二度 I 型阻滞区在房室结内，除心肌炎、心肌缺血、某些传染病外，也可见于个别正常人。治疗上以根除病因，对症处理为主。建议到心内科咨询或诊治。

20.3 二度房室传导阻滞 II 型

房室传导阻滞是指激动自心房传向心室过程中出现传导延缓或中断的现象，见于器质性心脏病，药物影响、电解质紊乱及个别迷走神经张力增高的正常人。这种阻滞可是一过性、间歇性或持续性的，分为三度，一度及二度为不完全性的，三度为完全性的。二度 II 型阻滞部位在希-浦系统，即多在结下，预后较差，建议尽快到心内科诊治，必要时安装临时性或永久性心脏起搏器。

20.4 三度房室传导阻滞

房室传导阻滞是心脏在电激动传导过程中心房心室之间出现的传导异常，使心脏不能正常收缩和泵血。根据阻滞程度分为一、二、三度。以上三种类型可以随着病情的进展发生转化，当迅速进展至三度时可导致脑缺血，出现意识丧失、抽搐甚至猝死，建议尽快到心血管内科诊治，甚至植入永久性起搏器，以免因长时间心脏停跳导致生命危险。

20.5　P-R 间期缩短

P-R 间期短于 0.12 秒称为短 P-R 间期综合征。单纯的短 P-R 间期综合征无重要意义。建议定期复查心电图，到心内科诊察。

20.6　P-R 间期延长

P-R 间期大于 0.20 秒称为 P-R 间期延长。建议：(1)提供既往心电图情况及病史；(2)避免服用引起心脏传导异常的药物；(3)定期复查心电图或做动态心电图检查；(4)定期到心内科诊察。

20.7　QRS 波电交替

心电图显示为 QRS 波电交替，其指 QRS 振幅大小交替性改变，其发生原因尚不完全明了，临床上可见于缺血性心脏病、心包积液等。建议结合自身情况，定期到心脏科诊察。

20.8　Q-T 间期延长

Q-T 间期随心率快慢而有变动，心率越快，Q-T 间期越短，反之则越长。Q-T 间期延长可见于低血钾、低血钙及某些抗心律失常药如奎尼丁的应用。建议注意复查心电图，或结合自身情况，定期到心脏内科检查。

20.9　非特异性 ST-T 改变

非特异性 ST-T 改变多表现为轻度 ST 段下移、T 波平坦或轻度 T 波倒置，其原因可以是心血管疾病或其他疾病所致，故需结合临床综合考虑。建议结合自身情况定期复查心电图、动态心电图，或到心内科咨询、诊治。

20.10　ST 段改变(ST-T 改变)

ST 段改变分为特异性和非特异性，前者形态独特能提示某种疾病，后者则可以是生理性的或病理性的，若无心脏病史、又无心脏不适症状(如胸闷、气短、心前区紧缩感等)，一般无临床意义。建议：(1)结合自身情况加做动态心电图检查，或到心血管内科进一步检查或治疗；(2)平时保持心态平和，忌怒忌躁，戒除烟酒，少吃油腻食物和甜食，适度运动锻炼，将有益健康。

20.11　ST 段抬高

建议结合自身情况到心内科咨询、诊治，必要时复查心电图、做 24 小时动态心电图检测、心肌酶和肌钙蛋白测定。如伴有胸闷、心前区不适等表现，建议及时到心脏内科就诊。

20.12　ST 段压低

建议结合病史，到心脏内科咨询、诊治，做动态心电图等检查。若感胸闷、气短、心前区紧缩感或疼痛时，请及时就医。平时生活上注意戒烟戒酒，少吃油腻食物和甜食，劳逸结合，忌怒忌躁。

20.13　T 波倒置

T 波倒置可见于心肌缺血、心肌炎时所致原发性 T 波改变，或心室肥厚、束支阻滞时的继发性 T 波改变等情况。建议：(1)结合自身临床表现(胸闷、胸痛、心悸等)或相关病史，到心内科咨询、就医；(2)做 24 小时动态心电图检查，进一步明确 T 波改变情况。

20.14　T 波高尖

T 波高尖见于心内膜下心肌缺血、高钾血症、二尖瓣病变、复极异常。建议结合相关病史，到心脏内科就医。

20.15 T波平坦

T波平坦可见于心肌缺血、心肌炎时所致的原发性T波改变，或心室肥厚、束支阻滞时的继发性T波改变等情况。建议：（1）结合自身临床表现（胸闷、胸痛、心悸等）或相关病史，到心内科咨询或就医；（2）做24小时动态心电图检查，进一步明确T波改变的意义。

20.16 T波双相

T波双相提示可能存在心肌缺血，但需结合临床表现、以往心电图综合判断。建议进一步到心内科咨询、诊治，必要时复查心电图或做动态心电图检查。

20.17 不确定心电轴

不确定心电轴指QRS波群的额面平均心电轴位于-90°至-180°之间，少数为生理性变异，多数提示心房心室存在病变，如冠心病、肺心病、心动过速等，建议结合自身情况定期到心内科复诊。

20.18 导联低电压

单纯低电压一般不属于疾病状态，建议定期复查心电图。如低电压伴有胸闷、不适或其他心电图异常，建议到心内科就诊。

20.19 窦房传导阻滞

心脏跳动是由心脏的窦房结（"发电厂"）发出信号至心脏内的各级传导束及纤维（"输电线路"）引起心肌规律的舒缩。窦房结激动在下传至窦房交界处过程中出现传导延缓或中断时，称为窦房传导阻滞，属较为严重的窦性心律失常，其按阻滞程度分为三度。建议到心脏内科进一步咨询、诊治。

20.20 窦性心动过速

窦性心动过速指（成人的）窦性心律的频率超过100次/分。频率的变化受情绪、体力活动、体位、体温、代谢及药物等多种因素影响，心外疾病及心脏疾病均可影响心率。建议结合自身情况，定期复查，必要时做动态心电图检查及到心内科诊察。

20.21 窦性心律不齐

心电图检查提示窦性心律不齐，其常与呼吸有关：吸气时迷走神经张力下降，窦率加快，呼气时迷走神经张力升高，窦率减慢而形成窦律不齐。少数为非呼吸性、游走性。呼吸性窦律不齐属生理现象，不需治疗。

20.22 短 P-R 综合征

建议定期(1~2 个月)复查心电图，如有胸闷、气短、心前区不适到心内科就诊。

20.23 房性过早搏动

房性过早搏动指心房内起搏点提前于窦房结发出的激动，见于生理性因素(焦虑、疲劳、过度饮酒、吸烟、喝浓茶、咖啡)、器质性心脏病及药物因素、内分泌疾病等。一般不需治疗，如有胸闷不适症状时到心内科就诊，必要时复查心电图或做 24 小时动态心电图。平时注意均衡营养，饮食清淡，少饮咖啡及浓茶。

20.24 房性逸搏

房性逸搏连续出现 3 次或 3 次以上，称为房性逸搏心律。一过性房性逸搏心律见于迷走神经张力增高时，无重要意义；持续性房性逸搏则见于窦性停搏或高度房室传导阻滞，后者需置入 AAI 起搏器。建议结合以往心电图情况，再次复查心电图，或到心脏内科咨询、治疗。

20.25 肺型 P 波

肺型 P 波是右心房肥大的典型心电图表现。临床常见于慢性阻塞性肺病、肺心病、肺动脉瓣狭窄、甲状腺功能亢进等疾病，如排除上述疾病可暂不作处理。建议结合自身情况，到相关专科咨询、诊治。

20.26　交界性心动过速(双重性)

房室交界的双向阻滞区上下起搏点的自律性同等程度增高产生的心动过速，称双重性交界性心动过速，心房心室率>100次/分。建议结合病史，到心脏内科诊察。

20.27　交界性心动过速(自律性)

自律性交界性心动过速指房室交界区起搏点的自律性增高引起的心动过速。其频率在100~150次/分，一般不引起循环功能障碍。建议到心脏内科咨询、诊治。

20.28　室性过早搏动

早搏指心脏窦房结以外的任何部位发出的、在窦性心律之前的搏动，其有很多种类型，最常见的是房性及室性早搏，由心室内异位点发出的称为室性早搏，常见病因在排除器质性心脏病(如心肌炎及其后遗症、冠心病、心肌病、高血压心脏病、风心病、先心病、肺心病及甲心病)后，多有植物神经功能失调(过度劳累、情绪波动、吸烟饮酒、饮浓茶咖啡等，可诱发早搏)，以及各种药物过量或中毒、电解质紊乱、缺氧等因素。建议到心血管内科咨询、诊治；平时保持心态平和，忌怒忌躁，戒除烟酒，等等。

20.29　束支传导阻滞

心脏跳动是由心脏的窦房结("发电厂")发出信号至心脏内的各级传导束及纤维("输电线路")引起心肌规律地舒缩。通俗来讲，心脏主要有三个传递信息的通路，即左前分支、左后分支及右束支，心电图出现单侧束支或分支阻滞，不会引起任何临床症状，不需处理。当有冠心病、高血压心脏病、风心病等时，则需治疗基础病。即束支传导阻滞的预后与有无器质性心脏病及其阻滞的严重程度有关，建议结合自身情况，定期复查心电图，或到心脏内科查因、咨询或治疗。

20.30　心肌缺血性改变

心电图检查提示：心肌缺血性改变。建议到心内科就诊，检查心肌酶、肌钙蛋白、扩冠、降粘、降脂等治疗，如有胸闷、不适、心前区疼痛立即到急诊内科就诊。

20.31 异常 Q 波

异常 Q 波指 Q 波振幅>1/4R 波，时限>0.04 秒时的心电描记。在Ⅲ导联或 avR 导联或 avL 导联单独出现时，其意义不大，但若在前壁、侧壁或下壁出现则多考虑心肌梗死。建议：(1)提供以往心电图改变或相关疾病史，必要时复查心电图或做 24 小时心电图检测，定期到心内科复查；(2)若有胸痛、胸闷、憋气、心前区不适等症发作，则尽快到急诊科或心内科就医。

20.32 右心室肥大

右心室肥大常见于肺动脉高压、肺心病、扩心病，见于一些先天性心脏病等疾病，也可见于运动员心脏。建议结合自身情况，监测血压，必要时行心脏彩超检查和到心内科咨询、诊治。

20.33 预激综合征

预激综合征大多为先天性的，但可迟发出现。单纯的预激没有症状，无需治疗。当并发心悸、心前区疼痛、晕厥，或合并器质性心脏病出现休克、心功能障碍时，则需到心内科进行相关治疗或救治。建议结合自身情况，定期复查心电图，到心脏科检查。

20.34 Q-T 间期延长

Q-T 间期随心率快慢而有变动，心率越快，Q-T 间期越短，反之则越长。Q-T 间期延长可见于低血钾、低血钙及服用某些抗心律失常药(如奎尼丁的应用)。建议注意复查心电图，或结合自身情况，定期到心脏内科复查。

20.35 左心室肥大

左心室肥大常见于高血压、肺心病、心力衰竭、主动脉瓣狭窄和二尖瓣狭窄等疾病，也可见于运动员心脏。建议结合自身情况，监测血压，必要时行心脏彩超检查和到心内科咨询，检查。

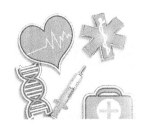
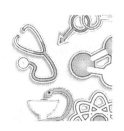

21. 生 化 检 查

21.1 25 羟基维生素 D 偏高(>100ng/ml)

25 羟基维生素 D 是衡量体内钙吸收的重要指标。用于特定代谢紊乱的诊断(如骨软化、佝偻病、肌肉病、维生素 D 过量或中毒)，以及某些疾病的风险评估(如骨质疏松症、跌倒、骨折等)。建议结合自身情况，及时到相关科室就医，在医生的指导下治疗及定期复查。

21.2 25 羟基维生素 D 缺乏或不足

25 羟基维生素 D 是衡量体内钙吸收的重要指标。用于特定代谢紊乱的诊断(骨软化、佝偻病、肌肉病、维生素 D 过量或中毒等)及某些疾病的风险评估(如骨质疏松症、跌倒、骨折等)。其值小于 10ng/ml 提示可能存在 25 羟基维生素 D 缺乏。25 羟基维生素 D 值若处于 10 至 30ng/ml 之间，提示可能存在 25 羟基维生素 D 不足。建议结合自身情况，到相关科室咨询，并在医生的指导下用药及定期复查。

21.3 25 羟基维生素 D 中毒可能

25 羟基维生素 D 是衡量体内钙吸收的重要指标。用于特定代谢紊乱的诊断(骨软化、佝偻病、肌肉病、维生素 D 过量或中毒等)及某些疾病的风险评估(如骨质疏松症、跌倒、骨折等)。25 羟基维生素 D 值若大于 30ng/ml，应警惕 25 羟基维生素 D 中毒可能。建议尽快到相关科室就医，在医生的指导下治疗及定期复查。

21.4 RH 血型阳性

血型检测包含 RH 血型鉴定、ABO 血型鉴定及不规则抗体检测。RH 血型鉴定是对 D 抗原的检测，中国人多为 RH 阳性血型，而 RH 阴性极为少见；ABO 血型鉴定是对 A、B、H 抗原的检测，分为 A 型、B 型、O 型(含 H 抗原)及 AB 型(含 A 和 B 抗原)；不规则抗体是检测 ABO 血型以外的其他抗体。血型鉴定对于输血前交叉配血、皮肤及器官移植时供体选择，不孕症、亲子鉴定等有着重要意义，请记住自己的血型。

21.5　RH 血型阴性

血型鉴定含 RH 血型鉴定及 ABO 血型鉴定，RH 血型鉴定是对 D 抗原的检测，根据人体红细胞是否带有 D 抗原，分为 RH 阳性和 RH 阴性，中国人多为 RH 阳性血型，而 RH 阴性极为少见；ABO 血型鉴定是根据人类红细胞表面含有的 ABH 抗原，分为 A 型、B 型、O 型(含 H 抗原)及 AB 型(含 A 和 B 抗原)。RH 血型阴性为中国人的稀有血型，在输血、新生儿溶血、妊娠等有特殊意义，就诊时应向医生特别说明。

21.6　β2 微球蛋白

血清 β2 微球蛋白是由淋巴细胞产生的一种小分子蛋白质，由肾小管重吸收，临床上用以判断肾功能及某些恶性肿瘤的辅助诊断，即肾炎、尿毒症、肾移植初期、恶性肿瘤患者，血清 β2 微球蛋白会明显增高，但其偏低没有临床意义，无须担心。

21.7　白蛋白偏低、白球比偏低

白蛋白是人体营养状况的评价指标，偏低可见于营养不良、消化道疾病、急慢性肝病及肾源性低蛋白血症等。建议饮食上以高热量、高蛋白质和维生素丰富又易消化的食物为主，择期复查肝功，或结合自身情况，到相关科室咨询、定期检查。

21.8　白蛋白偏高

白蛋白主要由肝脏合成，是人体内最重要的物质，用以判断人体健康状况的指标。白蛋白增高原因可见于血液浓缩(严重脱水、大量出血、严重烧伤、肾脏疾病)、摄入蛋白质过多及某些肝炎患者。建议择期复查，或结合自身情况到消化科咨询，定期复查。

21.9　白球比偏高

肝功其余项目正常，白蛋白、球蛋白在正常范围，白球比偏高，无特殊临床意义，建议定期到消化科咨询、诊治。

21.10　白球比偏高、球蛋白偏低

肝功其余项目正常，球蛋白偏低，白球比偏高。无特殊临床意义，建议到消化科随咨询，并定期复查。

21.11　胆固醇偏低

胆固醇是构成细胞膜的主要成分，是合成类固醇激素、性激素的原料，维护着人体正常的生理功能。胆固醇偏低可能的原因有二：一种是继发性于甲亢、肝损伤如肝炎肝硬化；另一种是原发于饮食不均衡，长期的素食、偏食。建议养成均衡饮食的习惯，多吃鱼类、鸡蛋及动物内脏等食物，定期复查血脂。

21.12　胆碱酯酶异常

胆碱酯酶是反映肝脏蛋白质合成的敏感指标，胆碱酯酶下降，可见于肝脏疾病，如严重肝损伤、有机磷中毒时；胆碱酯酶增高可见于肥胖症、脂肪肝、肾脏病变时。建议到消化内科就诊，避免服用损肝药物。

21.13　低密度脂蛋白偏高(高密度脂蛋白偏低)

高密度脂蛋白是一位"清道夫"，专门将体内多余的血脂(血液垃圾)运回肝脏代谢处理掉，从而降低动脉硬化的危险性，被称为"好的脂蛋白"。正常的脂代谢，高密度脂蛋白的数量与低密度脂蛋或白甘油三酯是成正比的，一个高密度脂蛋白分子运输5~6个低密度脂蛋白分子或甘油三酯分子，达到一种平衡。高密度脂蛋白偏低将出现脂代谢异常及动脉硬化。建议减少饱和脂肪酸的摄入，坚持有氧运动，择期复查血脂，若高密度脂蛋白降低，同时低密度脂蛋白增高，则需服用他汀类药物治疗。

21.14　甘油三酯偏低、低密度脂蛋白胆固醇偏高

　　人体内的脂类分为脂肪(甘油三酯)和类脂(包括胆固醇、磷脂等),其中 TG 来源于摄入的脂肪和米面,TC 主要是人体自身合成(60%),LDL 是胆固醇中的一种,升高表示脂蛋白代谢异常,易引起动脉粥样硬化。建议:(1)以食疗为主,多食蔬菜水果,少量饮葡萄酒(<100ml),添加亚麻酸油以增加高密度脂蛋白水平,不过多控制米面的摄入(无糖尿病者);(2)加强运动,保持标准体重;(3)2 个月后复查血脂,必要时加服他汀类药物治疗。

21.15　高密度脂蛋白偏高

　　高密度脂蛋白是脂代谢的基础物质,专门在体内结合多余血脂,包括将沉积在动脉内膜的胆固醇携带出管壁外,最后将其运回肝脏代谢处理掉(清除血液垃圾),从而降低动脉硬化的危险性,被称为"好的脂蛋白"。高密度脂蛋白稍偏高是好的现象,无须处理。但高密度脂蛋白异常增高或持续增高超过 1 周以上,则需排除病理性因素。建议:(1)保持良好的生活方式及习惯;(2)对于 HDL 增高明显的人群,建议定期复查,到内分泌科或心血管科诊治。

21.16　谷氨酸脱氢酶稍偏高

　　谷氨酸脱氢酶(GDH)偏高提示肝功能有损伤。多见于肝炎类疾病,但在饮酒、过度疲劳、长期熬夜、服用某些药物等时也可出现轻微增高。建议:(1)2 周后复查,并在抽血前一天不吃过于油腻高蛋白食物,避免大量饮酒,晚 8 时后开始禁食;(2)平时禁酒,养成良好的生活习惯及避免服用损肝药。

21.17　果糖胺偏低、糖化血红蛋白正常

　　果糖胺是血中蛋白质在葡萄糖非酶糖化过程中形成的一种物质,其反映人体 2~3 周内的血糖水平,常用于糖尿病患者血糖水平控制情况的观察指标之一,其偏低说明近 2~3 周内可能有血糖降得过低的现象,建议结合自身情况到内分泌科咨询或调整治疗。而对于非糖尿病人群,果糖胺稍偏低说明 2~3 周内血糖水平正常,无须在意或调养。

21.18　果糖胺偏高、糖化血红蛋白正常

果糖胺是血中蛋白质在葡萄糖非酶糖化过程中形成的一种物质，其反映人体 2~3 周内的血糖水平，常用于糖尿病患者血糖水平控制情况的观察指标之一，其偏高说明近 2~3 周内可能有血糖增高的现象，建议结合自身情况到内分泌科咨询或调整治疗。对于既往无糖尿病病史的人群，建议继续追踪血糖变化，或到内分泌科进一步明确诊断。

21.19　间接胆红素偏高

间接胆红素偏高可能与溶血、饮酒、肝细胞功能受损等因素有关。一般不需要治疗，建议禁酒，必要时复查胆红素。

21.20　碱性磷酸酶偏低

碱性磷酸酶来源于肝脏及骨骼，并广泛存在于全身各组织中(肝、骨骼、肾、小肠等)。异常偏低可见于重症慢性肾炎、营养不良、维生素 C 缺乏症、坏血病、贫血等。建议再次复查碱性磷酸酶，必要时结合自身情况到相关科室进一步检查，明确病因。

21.21　碱性磷酸酶增高

碱性磷酸酶来源于肝脏及骨骼，并广泛存在于全身各组织中(肝、骨骼、肾、小肠等)。在儿童骨骼发育期、青少年期、妇女妊娠期、进食脂肪含量高的食物的成人，均有可能出现碱性磷酸酶生理性增高。病理性增高见于肝胆疾病(肝硬化、胆石症、肝癌)，骨骼疾病(骨质疏松、骨肉瘤、软骨病等)及代谢、内分泌疾病(甲亢、重金属中毒等)。建议结合自身情况，定期复查，或到相关科室(消化科、骨科或内分泌科)诊治。

21.22　降钙素偏低、骨钙素正常

降钙素的主要作用是抑制破骨细胞活动，增强成骨过程，使钙磷沉积增加。同时降钙素是一种多功能激素，也被作为肿瘤标志物之一。实际检测中因受检测方法的限制，正常人群的降钙素检测值多数偏低，故单一降钙素偏低无太大临床意义，

若同时有骨密度低(考虑骨质疏松症)、有甲状腺全切时(考虑甲减)方需补充降钙素。

21.23 球蛋白偏低

球蛋白偏低原因多见于丙种球蛋白缺乏、免疫功能抑制或肝功能低下。建议提供病史(是否服用免疫抑制剂),近期复查血蛋白,必要时到消化科就诊。

21.24 球蛋白增高

造成球蛋白增高的原因有很多种,如慢性肝炎、肝癌、胆汁淤滞性肝病等肝胆疾病,还可见于高丙种球蛋白血症。建议在排除肝胆疾病后,球蛋白呈持续性增高者,到血液科进一步诊察。

21.25 全血黏度偏低

检查发现全血黏度偏低者,建议提供是否服用过降血黏度的药物或其他特殊病史,暂行观察,必要时复查血常规和血黏度。

21.26 全血黏度偏高

检查发现全血黏度偏高者,建议监测血脂、血糖。饮食清淡,多饮水,多吃蔬菜、水果及黑木耳类食品,加强体育锻炼。必要时降血黏度治疗。1～2 个月后复查血黏度。

21.27 全血黏度偏高、血红蛋白偏高

本次血液化验提示全血黏度单项/或两项偏高、血红蛋白偏高。建议饮食清淡,多饮水,多吃黑木耳类食品,定期复查血黏度及血红蛋白。

21.28 胃蛋白酶原 I 异常

胃蛋白酶原(PG)在血清中的浓度可反映胃黏膜的功能变化如感染、炎症、溃疡、出血、萎缩等,其中胃蛋白酶原 I(PGI)的正常值为 70～240,增高可能与食物药物刺激、幽门螺旋杆菌感染、胃溃疡、十二指肠溃疡、糜烂性胃炎有关,减低

见于胃体胃底黏膜受损，可能与浅表性胃炎、萎缩性胃炎有关。建议结合自身情况，定期到消化科检查。

21.29 胃蛋白酶原 II 异常

胃蛋白酶原(PG)在血清中的浓度可反映胃黏膜的功能变化如感染、炎症、溃疡、出血、萎缩等，胃蛋白酶原 II 正常值<13，增高值在 13～30，见于幽门螺旋杆菌感染以及胃溃疡、十二指肠溃疡、萎缩性胃炎、肠化生及异性增生，增高值>30，同时胃蛋白酶原 I (PGI)/胃蛋白酶原 II (PGII)比值(PGR)<3，则多见于重度萎缩性胃炎或胃癌。

21.30 纤维蛋白原偏低

纤维蛋白原是一种由肝脏合成的具有凝血功能的蛋白质。纤维蛋白原偏低可见于某些肝脏疾病和血液系统疾病，建议定期复查，如果排外检验误差后仍然偏低，请及时到血液科就诊。

21.31 心肌酶 5 项：α-羟丁酸脱氢酶偏高

α-羟丁酸脱氢酶主要存在于心肌，在心肌受损时释放入血，急性心梗时其可显著升高，在心肌炎、肌营养不良时也可增高，建议结合自身情况，到心内科进一步诊察。

21.32 心肌酶 5 项：肌酸激酶(CK)偏高

肌酸激酶主要存在于骨骼、心肌、脑组织和平滑肌中，其受年龄、性别、种族及生理状态的影响，在心肌炎、营养不良、大量运动、乙肝患者等情况下均可见升高，建议结合自身情况，到专科进一步诊察。

21.33 心肌酶 5 项：肌酸激酶同工酶偏高

心肌酶分布于心脏肌肉以及骨骼肌，心肌酶 5 项检测，主要用于心肌梗死、心肌炎的诊断及鉴别诊断，肌酸激酶同工酶(CK-MB)在诊断心肌梗死中特异性较高，建议结合自身情况，到心内科进一步诊察。

21.34 心肌酶 5 项：乳酸脱氢酶（LDH）、肌酸激酶（CK）及 CK-MB 偏高

心肌酶分布于心脏肌肉以及骨骼肌，心肌酶谱检测主要用于急性心肌梗死、心肌炎的诊断及鉴别诊断，但有的心肌酶不是心肌细胞特有的，研究表明凡引起心肌细胞、骨骼肌细胞及其他组织细胞破坏的疾病（如活动性风心病、病毒性心肌炎、皮肌炎、肾炎、肺炎、一些恶性肿瘤、白血病等），均可出现心肌酶增高，建议首先到心内科排查心梗，再逐一排查。

21.35 心肌酶 5 项：乳酸脱氢酶（LDH）、肌酸激酶（CK）偏高

心肌酶分布于心脏肌肉以及骨骼肌，心肌酶主要用于心肌梗死、心肌炎的诊断及鉴别诊断，但研究表明凡引起心肌细胞、骨骼肌细胞及其他组织细胞破坏的疾病如活动性风心病、病毒性心肌炎、皮肌炎、肾炎、肺炎、一些恶性肿瘤、白血病等，均可出现心肌酶增高，建议择期复查，或结合自身情况，到专科进一步诊察。

21.36 心肌酶 5 项：乳酸脱氢酶（LDH）及同工酶、α-羟丁酸脱氢酶偏低

乳酸脱氢酶（LDH）及其同功酶主要用于心梗、肿瘤、肝病的诊断，α-羟丁酸脱氢酶偏高见于急性心梗，心肌炎、肌营养不良，上述三项偏低，需结合临床综合分析，建议到心内科就医、咨询。

21.37 心肌酶 5 项：乳酸脱氢酶（LDH）及同工酶、α-羟丁酸脱氢酶偏高

乳酸脱氢酶（LDH）及其同功酶主要用于心梗、肿瘤、肝病的诊断，α-羟丁酸脱氢酶在急性心梗时其可显著升高，在心肌炎、肌营养不良时也可增高。建议结合临床综合判断，或到心内科就医、咨询。

21.38 心肌酶 5 项：乳酸脱氢酶 LDH 偏高

检查结果显示肌酸激酶及其同工酶、谷草转氨酶及谷丙转氨酶正常。乳酸脱氢

酶(LDH)主要用于心梗、肝病及某些恶性肿瘤的辅助诊断，建议到心内科动态观察心肌酶学改变，并加做肌红蛋白、肌钙蛋白测定，或结合自身情况，定期到相关专科复查。

21.39 心肌酶和肌钙蛋白偏高

心肌酶和肌钙蛋白偏高常见于心肌损伤、如心肌炎、心肌梗死等，建议到心内科就诊，动态监测心电图、心肌酶和肌钙蛋白等，必要时行进一步诊治。

21.40 血胆红素偏高、尿胆红素+1

可能与饮酒、服药、肝细胞功能受损或某种肝胆疾病有关。建议禁酒、禁服伤肝药物，1个月内复查血清胆红素及尿常规。

21.41 血钙偏低

检查结果显示血钙偏低，建议保证每日摄入所需要的钙，适当摄入磷，但不能太多。增加摄入含维生素 D 的食物，适当增加日光浴，多活动。应选择含钙高的食物，如牛奶、鱼、虾蟹、青菜、乳制品等，定期复查。

21.42 血钙偏高

血钙偏高见于补充钙剂过量，甲状腺功能亢进，甲状旁腺功能亢进，肿瘤、肾衰竭等，建议结合自身情况到内分泌科或肾内科就诊。

21.43 血磷偏低

磷是人体必需元素，在细胞组成、能量代谢及维持酸碱平衡中起着重要作用，即是构成骨骼及细胞膜的重要成分，若磷的摄入、排出及再分配发生障碍，则可导致高磷酸盐血症或低磷酸盐血症，后者可出现乏力、厌食、震颤等，引起血磷偏低的主要原因有禁食、长期服用含镁含铝的制酸剂、酗酒、碱中毒、甲状旁腺机能亢进或维生素 D 缺乏及某些肾小管疾病。建议择期复查，必要时到内分泌科查因，平时多吃含磷多的食物。

21.44 血磷偏高

磷是人体必需元素，在细胞组成、能量代谢及维持酸碱平衡中起着重要作用，即是构成骨骼及细胞膜的重要成分，若磷的摄入、排出及再分配发生障碍，则可导致高磷酸盐血症或低磷酸盐血症，血磷增高常见原因有近期摄入的食物含磷过高、肾脏功能损害及碱性磷酸酶增高时的缺钙等。建议择期复查，必要时到内分泌科查明原因。

21.45 血钾偏低

当人体血浆中钾离子浓度低于 3.5mEq/L 时称为低血钾，常见原因为摄取减少、流失过多，如腹泻、呕吐等及钾离子由细胞外液转移至细胞内液。建议提供相关疾病病史资料、饮食情况及用药(如利尿剂)情况，到相关科室就诊。

21.46 血钾偏高

当血清钾离子高于 5mEq/L 称为高钾血症。高血钾最常见的原因是肾衰，主要表现为乏力、心律失常等。建议提供相关疾病病史资料、饮食情况及用药(如利尿剂)情况，到相关科室就诊查。

21.47 血钠偏低

血钠偏低为血清钠小于 135mmol/L 的病症，反映钠在血浆中浓度的降低。血钠偏低常见于饮食摄入少而丢失过多，如腹泻等，还见于心、肝、肾、内分泌代谢等疾病。建议结合自身情况到专科咨询或治疗。

21.48 血钠偏高

血钠偏高常见于失水血液浓缩，还见于心、肝、肾、内分泌代谢等疾病。若仅此项单项增高，又无不适感觉，则可能与饮水少摄盐量多有关，建议饮食清淡，多饮水，择期复查；或结合自身情况定期到专科检查或治疗。

21.49 血尿酸偏低

血尿酸在机体氧化还原反应中发挥着重要作用，故其偏低也不能忽视。在大量使用抗生素、脱水剂及某些疾病时可并发低尿酸血症。建议结合自身情况，择期复查血尿酸，必要时到肾内科咨询、诊治。

21.50　血尿酸偏高

高尿酸血症指非同日两次空腹尿酸水平高于正常值，可有症状或无症状，其主要危害是痛风性关节炎及肾脏损害，新的观点认为它还会引起高血压、糖尿病、心梗等。血尿酸水平受饮食、运动及药物的影响，建议：（1）到内分泌科诊治，若血尿酸超过 500umol/L 以上或伴有痛风症状，则需降血尿酸治疗；（2）复查血尿酸前注意不要进食(12 小时内)，并避免剧烈运动(包括奔跑)；（3）生活中注意禁食或少食含嘌呤高的食物，如动物内脏、带鱼、海鲜、浓肉汤、豆类制品及菜花、菠菜、竹笋、蘑菇、龙须菜等，多饮水。

21.51　胰岛素样生长因子 1 偏低

胰岛素样生长因子 1(正常 69~238)明显偏低，提示易发骨密度降低和骨质疏松。建议提供详细病史，必要时复查胰岛素样生长因子 1。

21.52　转氨酶升高

转氨酶轻度升高原因多见于脂肪肝、劳累、饮酒和药物，也可见于肝炎、肝损伤和肝硬化等疾病，建议结合自身情况，择期复查。

21.53　总胆汁酸偏高

总胆汁酸是胆固醇在肝脏分解代谢的产物，其参与脂质的消化吸收，并维持胆汁中胆固醇呈可溶状态，不形成胆固醇性结石。胆汁酸的代谢与肝脏密切相关，胆汁酸偏高提示肝细胞发生病变，急性肝炎、慢性活动性肝炎、肝硬化、肝癌时可明显升高，孕妇发生肝内胆汁淤积症时也可出现胆汁酸增高。建议结合自身情况，到消化科咨询诊治。平时注意控制胆固醇的摄入，适量进食玉米、海带、大豆、香菇、鱼等食物。

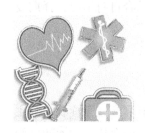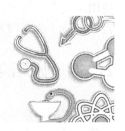

22. 核医学科

22.1 甲胎蛋白(AFP)偏高

甲胎蛋白(AFP)增高可见于肝癌、活动性肝炎、肝硬化、生殖腺胚胎肿瘤、肝肾功能异常、胆汁淤滞等情况。建议结合自身情况或以往病史，动态观察 AFP(甲胎蛋白)、肝 B 超及肝功变化，若 AFP 呈持续性偏高或增高，则应及时到消化科就医，行肝脏增强 CT 扫描，甚肝 MRI、肝血管造影等以明确诊断。

22.2 糖类抗原 125(CA125)偏高

糖类抗原 125 增高一般与卵巢、宫颈等恶性疾病或妊娠有关。建议结合自身情况到妇科就诊，或 3~6 个月复查 CA125、腹部 B 超及宫颈检查。

22.3 糖类抗原 153(CA153)偏高(男性，单项偏高)

建议：(1)1 个月后复查；(2)若 CA153 成倍增高，则需进一步做全面癌症筛查，特别是肝胆胰、结直肠、肺及肾方面的检查；(3)到肿瘤科(医院)进一步咨询、定期复查。

22.4 糖类抗原 153(CA153)偏高(女性，单项偏高)

糖类抗原 153(CA153)偏高可见于转移性乳腺癌、原发性乳腺癌中晚期及其他肿瘤，偶见于乳腺、卵巢的良性肿瘤、结核、自身免疫病。建议：(1)近期再次复查 CA153，或做肿瘤标志物全套测定；(2)配合乳腺 B 超、乳腺钼靶，CA125、CEA 检查及医生触诊综合分析以排查乳腺癌；(3)必要时行全面癌筛查，特别是肝胆胰、结直肠、肺及肾方面的检查；(4)到妇科或肿瘤科进一步咨询、诊治。

22.5 糖类抗原 199 (CA199) 偏高 (<10 倍以内增高)

CA199 是一种粘蛋白型的糖类蛋白肿瘤标志物,低浓度增高可见于慢性胰腺炎、胆石症、肝硬化、糖尿病等。当 CA199 数百倍增高时,临床用于胰腺癌、肝胆系癌、胃癌、结直肠癌等的诊断参考。建议一个月后复查,必要时做胰腺增强 CT 扫描或到肝胆外科咨询、诊治。

22.6 糖类抗原 199 (CA199) 增高 (>10 以上增高)

CA199 是一种粘蛋白型的糖类蛋白肿瘤标志物,当 CA199 呈数十倍增高时,临床用于胰腺癌、肝胆系癌、胃癌、结直肠癌等的诊断参考。若检查结果显示肿瘤标记物糖类抗原 199 (CA19-9) 偏高,而 B 超检查肝、胆、胰、脾未见明显异常。建议再次复查,必要时做胰腺增强 CT 扫描,或直接到肝胆外科进一步诊治。

22.7 糖类抗原 242 (CA242) 偏高

糖类抗原 242 在消化系肿瘤,如结肠癌、胃癌、胰腺癌阳性率较高,卵巢癌、子宫癌及头颈部肿瘤也有增高情况。建议择期复查,或到相关科室咨询、诊治。

22.8 癌胚抗原 (CEA) 偏高

癌胚抗原 (CEA) 异常增高可见于消化系统肿瘤 (肠、胰腺、胃、肝)、乳腺癌、肺癌、卵巢癌、前列腺癌、骨癌等,但与肿瘤细胞的分类及分化程度有关。轻中度增高可见于某些疾病中,其呈间断性,随病情好转而消失。建议再次复查癌胚抗原,或注意观察是否伴随有消瘦、便血、腹痛、腹部包块等消化系统症状,必要时做肿瘤标志物全套检查,或到消化科咨询、诊治。

22.9 C 反应蛋白偏低

C 反应蛋白为一种急性疾病时期的反应蛋白,主要由肝脏产生。常用于对各种细菌感染、组织坏死、恶性肿瘤、风湿热、自身免疫性疾病等的诊断和疗效的观察。近期研究还表明,C 反应蛋白 (hs-CPR) 被定为预测未来发生心血管事件危险的重要指标。C 反应蛋白 (hs-CPR) 偏低一般无临床意义,必要时择期复查。

22.10　C反应蛋白偏高

C反应蛋白为一种急性疾病时期的反应蛋白，主要由肝脏产生。常用于对各种细菌感染、组织坏死、恶性肿瘤、风湿热、自身免疫性疾病等的诊断和疗效的观察。近期研究还表明，C反应蛋白(hs-CPR)被定为预测未来发生心血管事件危险的重要指标。若体检结果显示C反应蛋白(hs-CPR)偏高，建议结合自身情况，到相关科室咨询、诊治，或择期复查。

22.11　EB病毒阳性

EB病毒以环状DNA形式长期潜伏在人体淋巴组织中，当机体免疫功能低下时，潜伏的EB病毒活化形成感染。病毒携带者和病人是本病的传染源(经口密切接触)。感染后可出现传染性单核细胞增多症、鼻咽癌等，有认为该病毒是多种恶性肿瘤的病因之一。建议EB病毒阳性者，应定期到医院耳鼻喉科检查鼻咽部，必要时可行鼻咽CT等检查，以排除鼻咽癌。

22.12　EB病毒衣壳抗原IgA抗体阳性

EB病毒为疱疹病毒科病毒，机体感染后产生EBV壳抗原对应抗体IgA，即EB病毒壳抗原IgA抗体(EBVCA-IgA)，此抗体阳性与很多疾病的发生有一定的关联性(如鼻咽癌、甲状腺癌、慢性鼻部炎症、传染性单核细胞增多症等)，但阳性也可见于健康人群(3%~4%)。建议结合自身情况，择期复查或到耳鼻喉科进一步咨询、诊治。

22.13　EB病毒早期抗原IgA抗体阳性

EA-IgA是EB病毒的早期抗原，阳性说明机体感染过EB病毒但不一定会发病，只有病毒滴度(值)过高方有临床意义。建议择期复查，或到耳鼻喉科咨询、诊治。

22.14　Torch检测阳性(IgG阳性、男)

Torch是一组病原微生物，即弓形虫、风疹病毒、巨细胞病毒及单纯疱疹病毒的英文缩写，感染这组病毒可能会影响受孕或致胎儿畸形，故用于优生优育时的筛查。Torch 检测是针对上述病毒抗体的检测，其中病毒 IgG 抗体阳性是表明曾经感染过病毒，现有保护性抗体，建议进一步做定量检测、精液分析，或到妇产科咨询。

22.15 Torch 检测阳性(IgG 阳性、女)

Torch 是一组病原微生物，即弓形虫、风疹病毒、巨细胞病毒及单纯疱疹病毒的英文缩写，感染这组病毒可能会影响受孕或致胎儿畸形，故用于优生优育时的筛查。Torch 检测是针对上述病毒抗体的检测，其中病毒 IgG 抗体阳性是表明曾经感染过病毒，现有保护性抗体，具体情况建议到妇产科进一步咨询。

22.16 Torch 检测阳性(IgM 阳性、男)

Torch 是一组病原微生物，即弓形虫、风疹病毒、巨细胞病毒及单纯疱疹病毒的英文缩写，感染这组病毒可能会影响受孕或致胎儿畸形，故用于优生优育时的筛查。Torch 检测是针对上述病毒抗体的检测，IgM 阳性说明当下可能有病毒感染，不适于要孩子，需抗病毒治疗，待病毒 IgM 抗体转阴后再考虑怀孕。具体情况建议到妇产科进一步咨询。

22.17 Torch 检测阳性(IgM 阳性、女)

Torch 是一组病原微生物，即弓形虫、风疹病毒、巨细胞病毒及单纯疱疹病毒的英文缩写，感染这组病毒可能会影响受孕或致胎儿畸形，如早产、流产、死胎、畸形、新生儿智障等，故用于优生优育时的筛查。Torch 检测是针对上述病毒抗体的检测，IgM 阳性说明当下可能有病毒感染，不适于要孩子，需抗病毒治疗，待病毒 IgM 抗体转阴后再考虑怀孕。具体情况建议到妇产科进一步咨询。

22.18 前列腺特异抗原(TPSA)偏高(4ng/L<TPSA<10ng/L)

其可能与前列腺增生有关，但也可以是增生外因素如前列腺癌等。建议：(1)复查 TPSA 及 FPSA，定期到泌尿科检查；(2)限酒或禁酒，避免久坐。

22.19 前列腺特异抗原(TPSA)增高(TPSA>10ng/L)

前列腺特异抗原是判断前列腺癌的主要依据，但前列腺增生及前列腺炎时也会引起增高。对于 TPSA>10ng/L 的人群，应注意排除前列腺癌，建议到泌尿外科进一步诊治，必要时行前列腺 MRI 和前列腺穿刺活检等检查。

22.20　恶性肿瘤特异因子(TSGF)偏高

恶性肿瘤特异性因子(TSGF)指与恶性肿瘤生长过程相关的代谢物等的统称，是早期发现肿瘤及肿瘤术后转移复发的重要线索。但在发热、部分急性炎症、自身免疫系统疾病时可出现假阳性(偏高)结果，部分人群可能还受饮食因素影响。若检测恶性肿瘤特异性因子(TSGF)偏高，建议结合自身情况，择期复查(1 个月后)，或到相关科室咨询、诊治，必要时进一步排查。

22.21　β-人绒毛膜促性腺激素(HCG)偏高

β-HCG 是由胎盘的滋养层细胞分泌的一种糖蛋白，正常值为 0~5U/L，但妇女在受精后的第七天血清中和尿中可检测出。临床上用于早期妊娠、妊娠过程中胎盘功能、异常妊娠的判断，以及滋养细胞肿瘤的诊断。建议结合自身情况，到妇产科咨询、诊治。

22.22　补体 C3 偏高

补体是一组存在于血清、组织液和细胞膜表面的经活化后具有生物活性的多糖蛋白，参与免疫调节和防御反应，即体液免疫，其中补体 C3 增高见于某些急性炎症、传染病早期、风湿热、急性心肌炎、心肌梗死、关节炎等。建议结合自身情况，到专科咨询、诊治。

22.23　超敏促甲状腺激素(hTSH)偏低

超敏促甲状腺激素(和促甲状腺激素意义一样)是脑垂体分泌的，受下丘脑、血清中的 T3、T4 反馈性调控，其在甲状腺疾病的诊断、治疗中是一个很关键的指标。hTSH 降低(正常为 0.3~5.66uIU/mL)多见于甲状腺机能亢进、垂体前叶功能减低、继发性(垂体性或下丘脑性)甲状腺机能减退、泌乳素瘤等。建议提供有无甲状腺疾病史，定期复查甲状腺功能，定期到内分泌科诊察。

22.24 超敏促甲状腺激素(hTSH)偏高

超敏促甲状腺激素(和促甲状腺激素意义一样)是脑垂体分泌的,受下丘脑、血清中的 T3、T4 反馈性调控,其在甲状腺疾病的诊断、治疗中是一个很关键的指标。hTSH 增高(正常为 0.3~5.66uIU/mL)可见于原发性甲状腺功能减退、单纯性甲状腺肿、亚甲炎恢复期,或慢性淋巴细胞性甲状腺炎(桥本氏病)、垂体前叶功能亢进症、妊娠妇女等。建议提供有无甲状腺疾病史,定期复查甲状腺功能,定期到内分泌科咨询、诊治。

22.25 垂体泌乳素偏低

垂体泌乳素正常值为 66~490uIU/mL。因垂体分泌的泌乳素受许多因素影响,其单项偏低无意义。建议择期复查,必要时到内分泌科进一步诊治。

22.26 垂体泌乳素增高(男性)

垂体泌乳素增高在男性见于原发性精原细胞疾病、性腺功能低下及垂体障碍、下丘脑产生的泌乳素抑制因子减少、原发性甲减、应急状态等。建议择期复查性腺激素、垂体泌乳素,或加做头颅鞍区 MRI(核磁共振成像),或结合自身情况到内分泌科或男科咨询、诊治。

22.27 垂体泌乳素增高(女性)

垂体泌乳素正常为 66~490uIU/mL,引起泌乳素增高的因素有很多。若非妊娠期、哺乳期泌乳素增高时,需再次复查,必要时到内分泌科、妇科进一步诊查。

22.28 雌二醇偏低(男)

男性雌二醇降低见于营养不良、甲减、抑郁症等,也有可能为检验误差所致。建议结合自身情况,定期复查或到内分泌科诊治。

22.29 雌二醇偏低(女)

雌二醇是最主要的雌激素,是促进女性内外生殖器发育,维持女性性功能及第二性特征的重要激素，并与孕激素协同作用，形成月经周期。雌二醇降低见于营养不良、甲减、卵巢功能低下、青春期延迟、继发性闭经等。建议结合自身情况，定期复查或到内分泌科诊察。

22.30 促卵泡生成激素偏高(男性)

促卵泡生成激素偏高，在男性主要见于原发性精原细胞疾病、性腺功能低下等。建议 3 个月内复查性激素，或结合自身情况到内分泌科咨询、诊治。

22.31 促卵泡生成激素偏高、垂体泌乳素偏高(男性)

促卵泡生成激素(FSH)增高及泌乳素(PRL)增高在男性分别见于原发性精原细胞疾病、性腺功能低下及垂体障碍、下丘脑产生的泌乳素抑制因子减少、原发性甲减、应激状态等。建议择期复查，或结合自身情况到内分泌科咨询、诊治。

22.32 促肾上腺皮质激素(ACTH)偏低

ACTH 是由脑垂体分泌的激素，主要作用是调节肾上腺皮质分泌，释放肾上腺皮质激素，发挥机体抗病力(抗炎、抗过敏等)，偏低(正常值为 6～40pg/mL)见于大剂量糖皮质激素的使用、垂体功能减退、肾上腺皮质肿瘤、垂体瘤、腺垂体受损等。建议提供详细病史，近期复查 ACTH，必要时行肾上腺 B 超或 CT 检查，定期到内分泌科诊治。

22.33 促肾上腺皮质激素(ACTH)偏高

ACTH 是由脑垂体分泌的激素，主要作用是调节肾上腺皮质分泌、释放肾上腺皮质激素、发挥机体抗病力(抗炎、抗过敏等)。升高(正常值为 6～40pg/mL)可见于应激状态(如烧伤、手术、低血糖等)、运动、兴奋饥饿等因素，也可见于原发性肾上腺功能不全、库欣综合征、垂体促肾上腺皮质激素细胞瘤等疾病。建议提供相关病史，定期复查促肾上腺皮质激素，或到内分泌科咨询、诊治。

22.34 睾酮偏低(男性)

男性睾酮属于雄激素的一种，睾酮偏低(正常值为 2.6～13.2ng/mL)，一般不需治疗，建议定期复查即可。但低睾酮血症(睾酮<300 纳克/毫升)，部分男性会

出现性欲减退、情绪异常、乏力及睡眠紊乱等，目前还认为其与慢性病如肥胖、糖尿病、抑郁症、心血管疾病可能存在互为影响因素。建议结合自身情况，到男科或内分泌科进一步咨询、诊治。

22.35 睾酮偏低(女性)

睾酮属于雄激素的一种，由肾上腺分泌，一般性的偏少无意义。建议：(1)在排卵期再次复查睾酮、游离睾酮及球蛋白，定期到妇科检查；(2)对于体内睾酮过低或缺乏的女性，可能会出现毛发(阴毛、腋毛)偏少或易脱落、肌肉无力或性欲低下等，有此种情况者，可到内分泌科进一步做内分泌方面的检查。

22.36 睾酮偏高(男性)

血清睾酮增高见于睾丸间质细胞瘤、先天性肾上腺皮质增生症、肾上腺肿瘤、肥胖、注射睾酮或促性腺激素等。单次增高尚不能确定是何种原因。建议提供病史，到泌尿科进一步咨询。

22.37 睾酮偏高(女性)

女性在正常情况下血液中睾酮维持在一定范围内，睾酮偏高常见原因有卵巢或肾上腺皮质分泌增多、睾酮雌二醇结合蛋白减少致游离睾酮增高、外周转化增多(如孕烯醇酮代谢)，常见的疾病为多囊卵巢综合征，还有其他疾病所引起。建议结合自身情况择期复查，或到内分泌科咨询、诊治。

22.38 睾酮偏高、垂体泌乳素偏高

睾酮、垂体泌乳素偏高，多见于多囊卵巢综合征、妊娠、哺乳等，情况较为复杂，建议根据自身情况到内分泌科或妇科咨询，必要时复查。

22.39 胱抑素偏低

胱抑素是反映肾小球滤过率变化的一个指标，其不受外来因素如性别、年龄、食物的影响，常用于判断肾脏早期损伤，即升高提示肾脏有早期损伤的可能，而偏低无任何临床意义。

22.40　胱抑素增高

胱抑素是反映肾小球滤过率变化的一个指标，其不受外来因素如性别、年龄、食物的影响，常用于判断肾脏早期损伤，即升高提示肾脏有早期损伤的可能。建议结合自身情况(有无高血压、糖尿病史)，到相关科室进一步诊治。

22.41　甲状旁腺激素偏高

甲状旁腺激素是甲状旁腺主细胞分泌的一类激素。它的主要功能是调节体内钙和磷的代谢，促使血钙水平升高，血磷水平下降。甲状旁腺激素偏高见于甲状旁腺功能亢进症、慢性肾病、异位肿瘤等，建议结合自身情况，到内分泌科进一步诊治。

22.42　甲状腺过氧化物酶抗体偏高

甲状腺过氧化物酶抗体偏高可见于桥本氏甲状腺炎、原发性甲减、原发性甲亢等，如果还缺乏必要的诊断依据，建议暂行复查，进一步提供病史，定期到内分泌科咨询、诊治。

22.43　降钙素偏低、骨钙素正常

降钙素的主要作用是抑制破骨细胞活动，增强成骨过程，使钙磷沉积增加。同时降钙素是一种多功能激素，也被作为肿瘤标志物之一。实际检测中因受检测方法的限制，正常人群的降钙素检测值多数偏低(正常值为 10.1~50pg/mL)，故单一降钙素偏低无太大临床意义，若同时有骨密度低(考虑骨质疏松症)、有甲状腺全切时(考虑甲减)方需补充降钙素。

22.44　降钙素偏低、骨含量减少

若体检结果表示降钙素偏低、骨含量减少，提示可能存在骨代谢异常情况。建议：(1)加做血钙血磷检测，到骨科咨询或诊治，必要时在医生的指导下口服乐力胶囊、维生素 A、D 制剂等；(2)平时应保证每日摄入所需要的钙，选择含钙高的食物如青菜、乳制品、虾蟹，适当摄入磷，但不能太多；增加含维生素 D 的食物如沙丁鱼、鳜鱼、青鱼、牛奶、鸡蛋等的摄入；(3)适当增加日光浴。

22.45　降钙素偏低、血钙偏高血磷偏低、骨含量正常

初步考虑可能存在骨代谢异常，但骨密度检测表示骨含量正常。降钙素是由甲状腺 C 细胞分泌的一种调节钙磷代谢的肽类物质，可降低血钙水平、减少骨骼中钙离子流失，当降钙素不足时将可能出现血钙增高，骨钙流失。建议结合自身情况到骨科咨询、诊治，必要时注射依降钙素等治疗。

22.46　降钙素偏低、血钙偏高血磷偏低、骨含量减少

降钙素偏低、血钙偏高血磷偏低、骨含量减少，上述指标符合骨代谢异常表现。降钙素是由甲状腺 C 细胞分泌的一种调节钙磷代谢的肽类物质，可降低血钙水平、减少骨骼中钙离子流失，当降钙素不足时将可能出现血钙增高，骨钙流失。建议结合自身情况到骨科咨询、诊治，必要时行注射依降钙素等治疗。

22.47　抗核孔膜糖蛋白 210(gp210)抗体阳性

抗核孔膜糖蛋白 210 抗体可以在约 10% 所有原发性胆汁性肝硬变(PBC)病人中检出，被认为对 PBC 具有高特异性。与 AMA M2(抗线粒体 M2 抗体)、SP100(抗 SP100 抗体)等联合检测，对原发性胆汁性肝硬变(PBC)有诊断价值。建议到肝病科进一步筛查、明确。

22.48　抗肝肾微粒体抗体(LKM-1)阳性

自免肝是由于自身免疫反应介导的慢性进行性肝脏炎症性疾病，其临床特征为不同程度的血清转氨酶升高、高 γ-球蛋白血症、自身抗体阳性(抗肝肾微粒体抗体 LKM-1；或抗肝细胞胞浆抗体 LC-1，或抗可溶性肝抗原抗体 SLA)。大多数患者表现为慢性肝炎，约 34% 的患者无任何症状，仅发现肝功能异常，其分为 3 类。抗 LKM-1 抗体是第 2 类自身免疫肝炎的标志，此抗体在慢性丙肝的病人中检出率大概为 7%，极个别氟烷导致的肝炎病人中也可检出。建议到肝病科进一步诊断或咨询。

22.49　抗可溶性肝抗原抗体(SLA 抗体)阳性

自免肝是由于自身免疫反应介导的慢性进行性肝脏炎症性疾病，其临床特征为

不同程度的血清转氨酶升高、高 γ-球蛋白血症、自身抗体阳性(ANA 和肝膜抗体 (SMA),或抗肝肾微粒体抗体 LKM-1 及抗肝细胞胞浆抗体 LC-1、或抗可溶性肝抗原抗体 SLA)。大多数患者表现为慢性肝炎,约 34% 的患者无任何症状仅发现肝功能异常,其分为 3 类。抗 SLA 抗体抗是第 3 类自身免疫肝炎的特征。若体检结果显示为抗 SLA 抗体(可溶性肝抗原抗体)阳性,建议到专科进一步咨询。

22.50　抗可溶性酸性磷酸化核蛋白 100(SP100) 抗体阳性

抗 SP100 抗体可在 31% 的原发性胆汁性肝硬变(PBC)病人中检测到,而在其他自身免疫性肝病中检测不到。由于它极高的特异性,抗 SP100 抗体被看作是原发性胆汁性肝硬变(PBC)的标记物。建议结合自身情况,到肝病科进一步明确。

22.51　抗精子抗体阳性(男性育前)

在不育男性血液及精液中存在一种精子凝集素即抗精子抗体,它可以使精子凝集成团,或使游动的精子停止向前运动,或包裹在精子表面妨碍精子与卵子结合,而导致不育(免疫性不育)。建议结合自身情况,到生殖科进一步咨询、诊治。

22.52　抗精子抗体阳性(女性育前)

精子对于女性来说是种异物,但正常情况下并不产生排斥现象,只有当某些情况如女性生殖道炎症(子宫内膜炎阴道炎、输卵管炎)和损伤时,在女性血清和宫颈黏液中会出现一种抗体即抗精子抗体,这种抗体的存在会阻碍精子穿透宫颈黏膜和受精而导致不孕。由于不同的免疫球蛋白类型选择的治疗方法不同,建议结合自身情况,到产科进一步咨询、诊察或治疗。

22.53　抗线粒体 M2(AMA M2) 抗体阳性

检查结果为甲肝 IgM 抗体阳性,表明有甲型肝炎。建议复查甲肝抗体,到消化科或传染病院就诊。

22.54　抗心磷脂抗体阳性(男性育前)

抗心磷脂抗体是一种以血小板和内皮细胞上的心磷脂作为靶抗原的自身抗体,该抗体与血栓形成、血小板减少、自然流产或宫内死胎关系密切。男性此项阳性对怀孕影响不大，建议到生殖科进一步咨询、诊治。

22.55 抗心磷脂抗体阳性(女性育前)

抗心磷脂抗体是一种以血小板和内皮细胞上的心磷脂作为靶抗原的自身抗体，该抗体与血栓形成、血小板减少、自然流产或宫内死胎关系密切。若女性孕前三抗体检测显示抗心磷脂IgG(IgM)抗体阳性，建议结合自身情况到产科咨询、诊察。

22.56 抗子宫内膜抗体阳性(女性育前)

子宫内膜是胚胎顺利着床和健康生长发育的地方，在子宫内膜炎、子宫内膜异位症、子宫腺肌症等病理情况下，形成的抗原及半抗原会引起一系列免疫反应并产生自身抗体，即抗子宫内膜抗体(EMAb)，此抗体在不孕人群中，尤其是子宫内膜异位症的妇女中检出率较高，可引起不孕、停孕或流产。若检出抗子宫内膜IgG(IgM)抗体阳性，建议结合自身情况，到妇科或产科咨询、就诊。

22.57 类风湿因子 IgG 偏高

类风湿因子是主要发生于类风湿性关节炎患者体内的一种抗体，但仍不具特异性，其在风湿热、系统性红斑狼疮、其他结缔组织病及老年人中也可有不同程度的增高。故建议结合自身情况定期复查，或到风湿免疫科咨询、诊治。

22.58 鳞状细胞癌相关抗原偏高(SCC)

鳞状细胞癌相关抗原是肿瘤相关抗原 TA-4 的亚型，是一种糖蛋白，主要存在于子宫、子宫颈、肺、头颈等鳞状上皮细胞的胞浆中。SCC 稍高于正常时可见于炎症、应激及其他不可知状态，若呈直线升高，方考虑癌症的可能，常见有宫颈癌、肺鳞状细胞癌、食道癌及颈部鳞状上皮细胞癌，但其不是唯一的诊断指标，必须进一步检查方能确定。建议 1~3 个月后复查，或结合自身情况到相关科室进一步排查。

22.59 梅毒螺旋体酶免试验(+)、梅毒螺旋体凝集试验(+)

梅毒是一种由梅毒螺旋体(TP)引起的性传播疾病。梅毒感染会产生两种抗体：一种是非特异性抗体(抗类脂质抗体)，此抗体敏感性高，但特异性差，即其他疾病也有阳性结果。另一种是特异性抗体(抗 TP 抗体),此抗体一旦产生将终生呈阳性,即梅毒治愈后仍可为阳性改变,但也有假阳性发生。若检查结果显示梅毒螺旋体酶免试验及凝集试验均为(+),两种试验反映的是特异性抗体,故考虑可能感染过梅毒。但该项检测结果不同程度会受到试剂、操作、设备等多种因素的影响,确诊要根据临床症状、体征及不洁性行为史综合分析。建议到省或市疾控中心进一步诊察为妥。

22.60　免疫球蛋白 A 偏低

免疫球蛋白指具有抗体活性,或者是结构与抗体分子相似的一种球蛋白,参与体液免疫,因结构不同分为 5 种类型,其中免疫球蛋白 A(IgA)又分为分泌型和血清型,它可阻止病毒和细菌进入细胞,并减低其活性而起到免疫作用,减低见于重链病、轻链病、吸收不良综合征、免疫缺陷病、反复上呼吸道感染、输血反应、自身免疫性疾病等。建议结合自身情况,到风湿免疫科咨询、诊治。

22.61　免疫球蛋白 A 偏高

免疫球蛋白指具有抗体活性,或者是结构与抗体分子相似的一种球蛋白,参与体液免疫,因结构不同分为 5 种类型,其中免疫球蛋白 A(IgA)又分为分泌型和血清型,它可阻止病毒和细菌进入细胞,并减低其活性而起到免疫作用,增高见于多发性骨髓瘤、类风湿性关节炎、系统性红斑狼疮、肝硬化及某些感染性疾病等。建议结合自身情况,到风湿免疫科咨询、诊治。

22.62　免疫球蛋白 G 偏低

免疫球蛋白指具有抗体活性,或者是结构与抗体分子相似的一种球蛋白,参与体液免疫,因结构不同分为 5 种类型,其中免疫球蛋白 G(IgG)是免疫球蛋白的主要成分(占75%),其增加或减少均见于免疫性疾病,减低主要见于免疫球蛋白缺乏症,但仅一次稍偏低其意义不大。建议择期(1 个月后)复查,或到免疫科咨询;平时注意饮食营养及饮食卫生,加强锻炼,增强体质,避免上呼吸道等感染。

22.63　免疫球蛋白 G 偏高

免疫球蛋白指具有抗体活性,或者是结构与抗体分子相似的一种球蛋白,参与体液免疫,因结构不同分为 5 种类型,其中免疫球蛋白 G(IgG)是免疫球蛋白的主要成分(占75%),其增加或减少均见于免疫性疾病,增高主要见于自身免疫性溶性贫血、血小板减少性紫癜、红斑狼疮及类风湿等。建议择期(1个月后)复查,或结合自身情况到免疫科咨询、诊治;平时注意饮食营养及饮食卫生,加强锻炼,增强体质,避免上呼吸道等感染。

22.64　免疫球蛋白 M 偏低

免疫球蛋白是人体血清和体液中具有抗体活性的一类蛋白质,具有抗病毒抗菌及吞噬功能,在补体的协同下杀灭病原微生物,是机体抵抗疾病的重要成分。免疫球蛋白 M(IgM)降低见于多发性骨髓瘤、烧伤、营养不良和免疫低下疾病。建议结合自身情况,到专科咨询、诊治。

22.65　免疫球蛋白 M 偏高

免疫球蛋是人体血清和体液中具有抗体活性的一类蛋白质具有抗病毒抗菌及吞噬功能,在补体的协同下杀灭病原微生物,是机体抵抗疾病的重要成分。免疫球蛋白 M(IgM)增高见于巨球蛋白血症、自身免疫性疾病、类风湿性关节炎、病毒感染、白血病、淋巴瘤等,建议结合自身情况,到血液科或风湿免疫科咨询、诊治。

22.66　凝血时间缩短

凝血时间缩短是指凝血酶原<8.2s,或部分凝血酶原<17.6s,或凝血酶<14.6s或其他异常,见于高粘血症、高脂血症,血栓性疾病、不稳定型心绞痛和糖尿病伴血管病变等,建议到血液科就诊。

22.67　凝血时间延长

凝血时间延长是指凝血酶原>14.2s,或部分凝血酶原>37.6s,或凝血酶>20.6s,或其他异常,见于使用肝素、拜阿司匹林肠溶片等抗凝物质,凝血因子缺乏,肝硬化等疾病,建议结合自身症状及病史,到血液科就诊。

22.68　醛固酮增高

醛固酮是由肾上腺皮质分泌的一种盐皮质激素,是肾素-血管紧张素-醛固酮系统的一部分,主要作用是调节肾脏对钠的重吸收以维持水平衡。其增高见于钠离子丢失过多、低盐饮食、醛固酮增高症(原发性及继发性)、妇女月经黄体期或妊娠后期、体位改变(立位高于卧位)等。由于水钠潴留致血容量增加,临床可能出现浮肿、高血压、低钾血症。建议结合自身情况择期复查,必要时到内分泌科诊治。

22.69 神经元特异性烯醇化酶(NSE)偏高

神经元特异性烯醇化酶(NSE)是参与糖酵解的一种酶,存在于神经组织和神经内分泌组织中。其明显增高时多见于小细胞肺癌及神经母细胞癌。建议结合自身情况定期复查,或到肿瘤科咨询、诊察。

22.70 肾素升高

肾素由肾脏分泌,通过肾素-血管紧张素-醛固酮系统发挥调节血压、水和电解质平衡的作用。单一肾素升高可见于肾动脉狭窄性高血压、肾血管性高血压、原发性醛固酮增多症;临床还用于肾功能低下采取类固醇激素替代治疗的疗效观察、原发性高血压心血管并发症的预测。建议结合自身情况,到心内科检查或就诊。

22.71 肾素下降

肾素下降见于原发性高血压,原发性醛固酮增多症和库欣氏综合征等,精神紧张、频繁变动体位也可能造成轻度异常。建议结合自身症状,定期复查,必要时到内分泌科诊治。

22.72 肾素-血管紧张素Ⅱ-醛固酮异常

肾素-血管紧张素Ⅱ-醛固酮系统是调节人体血压、水和电解质的重要"部门",故可用于高血压的诊断,以及肾性高血压与继发性醛固酮增多症的鉴别。肾素、血管紧张素Ⅱ及醛固酮在不同体位如卧位、立位或坐位时检测值不同(坐位所测值参考站立位的参考值),而且,肾素-血管紧张素Ⅱ-醛固酮系统检测结果还受饮食、药物等因素的影响,检测数值稍偏低或稍偏高均无临床意义,建议定期检查。

22.73 生长激素降低

生理性降低见于肥胖、使用皮质激素过量等,病理性降低见于侏儒症、脑垂体功能减退等。该受检人以上情况均不存在,暂行观察,必要时复查生长激素。

22.74　同型半胱氨酸(HCY)偏高

同型半胱氨酸(HCY)与多种临床疾病有关，是动脉粥样硬化、心脑血管疾病的重要危险因素，其危险度随浓度升高而增加。据统计，我国有75%高血压患者伴有HCY增高，所以要同时进行降压与降同型半胱氨酸的治疗(叶酸、维生素b6)，有利于防治脑卒中。建议结合自身情况，到心内科或神经内科咨询或治疗。

22.75　纤维蛋白原升高

纤维蛋白原是一种由肝脏合成的具有凝血功能的蛋白质。老年、高血压、高粘血症、吸烟、肥胖、应激、糖尿病等可以促进体内纤维蛋白原水平升高。建议饮食清淡后择期复查，如果仍持续偏高，建议到心内科就诊。

22.76　血沉偏高

血沉又称红细胞沉降率，病理性的血沉增快，可见于各种炎症(如结核、结缔组织病、风湿热)、恶性肿瘤、组织变性或坏死性疾病(如心肌梗死)、多种高球蛋白血症(如系统性红斑狼疮、多发性骨髓瘤、肝硬化、慢性肾炎)等，故血沉测定特异性不强。建议结合自身情况择期复查，或到风湿免疫科咨询、诊治。

22.77　血管紧张素Ⅱ偏低

血管紧张素Ⅱ是肾素-血管紧张素-醛固酮系统的一部分，其能够使全身小动脉收缩而升高血压，常用于高血压的诊断及治疗效果检测，以及肾脏疾病分型与诊断。血管紧张素Ⅱ降低可见于原发性高血压(低肾素型)，还可见于血容量增加(高盐饮食、类固醇治疗等)、原发性醛固酮增多症、肾上腺皮质功能亢进、甲状腺功能低下、糖尿病等。建议择期复查，结合相关疾病病史，到内分泌科、心血管科咨询、诊察。

22.78　血管紧张素Ⅱ增高

血管紧张素Ⅱ是肾素-血管紧张素-醛固酮系统的一部分，其主要通过使全身小动脉收缩而升高血压，常用于高血压的诊断及治疗效果检测，以及肾脏疾病的分型与诊断。升高见于原发性高血压及其他类型的高血压。建议结合自身情况，择期复查，或到内分泌科咨询、诊察。

22.79 血浆纤原降低

血沉又称红细胞沉降率，病理性的血沉增快，可见于各种炎症(如结核、结缔组织病、风湿热)、恶性肿瘤、组织变性或坏死性疾病(如心肌梗死)、多种高球蛋白血症(如系统性红斑狼疮、多发性骨髓瘤、肝硬化、慢性肾炎)等，故血沉测定特异性不强。建议结合自身情况择期复查，或到风湿免疫科咨询、诊治。